DES
THROMBO-PHLÉBITES

DES SINUS DE LA DURE-MÈRE

PAR

LE DOCTEUR Prosper DESCAZALS

ANCIEN INTERNE DES HÔPITAUX DE PARIS

PARIS

G. STEINHEIL, ÉDITEUR

2, RUE CASIMIR-DELAVIGNE, 2

1898

DES

THROMBO-PHLÉBITES

DES SINUS DE LA DURE-MÈRE

PAR

LE DOCTEUR Prosper DESCAZALS

ANCIEN INTERNE DES HÔPITAUX DE PARIS

PARIS

G. STEINHEIL, ÉDITEUR

2, RUE CASIMIR-DELAVIGNE, 2

1898

TRAVAUX DU MÊME AUTEUR .

Hématocèle rétro-utérine. — Ponction vaginale. — Mort d'hémorrhagie par décollement du placenta d'une grossesse ectopique (Obs. X de la communication de M. le D' CHAPUT à la *Soc. de chirurgie*, séance du 29 janvier 1896).

Sténose pylorique avec nodule cancéreux microscopique (en collaboration avec COCHENET. In communication de M. le D' CHAPUT, *Congrès de chirurgie*, Paris, 1896).

Rectite chronique hypertrophique, proliférante et sténosante. In Thèse CLAMOUSE, Paris, 1896.

Pneumonie à la suite d'une chute violente sur le sacrum. In Thèse Henri MEUNIER, Paris, 1896.

Examen extérieur de l'abdomen chez les dyspeptiques. Leçons de M. le D' A. MATHIEU, recueillies en collaboration avec DELAMARE. *Gaz. des Hôp.*, 1896, N°° 84 et 87.

Relation d'une épidémie de psittacose (en collaboration avec DELAMARE. *Gaz. des Hôp.*, 1896, N°° 93 et 94).

La psittacose. *Gaz. des Hôp.*, 1896, N° 111.

Les diverticules de l'œsophage et du pharynx (en collaboration avec DELAMARE. *Gaz. des Hôp.*, 1897, N° 18).

De l'emploi des solutions salines en injections massives (en collaboration avec DELAMARE. *Gaz. des Hôp.*, 1897, N° 66).

Kyste hématique du pancréas. *Bull. Soc. Anat.* Séance du 1" juillet 1896 (en collaboration avec MILHIET).

———————

INTRODUCTION

Signalée la première fois par Abercrombie, la thrombo-phlébite des sinus de la dure-mère fut considérée longtemps comme une trouvaille d'autopsie ; ce ne fut guère qu'à partir des travaux de Lancereaux qu'on commença à rattacher à cette lésion certains symptômes observés pendant la vie (1862) ; mais, jusqu'à ces dernières années, l'étude en était restée fort incomplète, et c'est grâce aux progrès remarquables de la rhinologie, de l'ophthalmologie et surtout de l'otologie qu'on reconnut enfin le rôle capital de ces phlébites dans la pathologie cérébrale. Les cas observés devinrent bientôt si nombreux, qu'il fut possible d'isoler ces thrombo-sinusites des autres complications endocràniennes avec lesquelles on les avait si longtemps confondues. Dès lors commence le chapitre le plus intéressant de leur histoire : celui du traitement qui les fait rentrer désormais dans le domaine de la chirurgie générale.

Cette complication d'une foule d'affections traumatiques ou inflammatoires est si fréquente et malgré cela si souvent méconnue, sa gravité, si on la laisse évoluer, est si grande, qu'il est regrettable de voir les traités de chirurgie générale lui accorder une aussi petite place.

L'histoire de la phlébite des sinus se résume en effet en un grand nombre d'observations isolées, de monographies plus ou moins complètes qui toutes traitent d'un point spécial et n'envisagent qu'une partie de la question.

Il nous a paru à la fois utile et intéressant de coordonner tous ces travaux, de réunir toutes ces opinions, pour en dégager la connaissance exacte d'une affection qu'il importe au plus haut point de ne pas méconnaître et de ne pas négliger.

C'est à notre ami, le docteur Cestan, professeur agrégé à la Faculté de Toulouse, que nous devons le choix de ce sujet ; nous l'en remercions vivement, ainsi que des conseils qu'il a bien voulu nous donner avec son amabilité et sa compétence habituelles.

Mais avant de commencer notre travail nous sommes heureux d'adresser le témoignage de notre reconnaissance à M. le professeur Le Dentu, qui a bien voulu nous faire le grand honneur d'accepter la présidence de notre thèse, ainsi qu'à nos maîtres dans les Hôpitaux.

Pendant notre première année d'internat nous avons été l'élève de MM. Poirier et Chaput, qui ont suppléé notre regretté maître Prengrueber, dans son service de chirurgie de l'hôpital Tenon. M. le professeur agrégé Poirier a été pour nous un maître d'une extrême bienveillance, que nous aurions désiré conserver plus longtemps.

M. Chaput a bien voulu nous accorder une place pour notre troisième année d'internat, dans son service de la maison Dubois. Nous n'oublierons jamais les marques de sympathie et d'intérêt que cet excellent maître n'a cessé de nous témoigner ; il a été pour nous d'une bonté si parfaite, il nous a toujours accueilli avec tant de cordialité que nous ne savons comment lui en exprimer toute notre reconnaissance. Nous le prions d'accepter ici avec nos sincères remerciments pour ses conseils et ses leçons, l'assurance de notre vive et respectueuse affection.

Notre deuxième année d'internat s'est passée à l'hôpital Andral, dans le service de M. Mathieu ; la bonté et la compétence toute spéciale de ce maître, nous ont singulièrement facilité l'étude si complexe et si délicate des maladies du tube digestif : nous lui exprimons toute notre gratitude.

M. Routier a bien voulu nous réserver une place dans son beau service de l'hôpital Necker, où nous achevons notre quatrième année d'internat. C'est sous son habile direction que nous apprenons la pratique de la chirurgie des voies urinaires. Nous saisissons avec empressement l'occasion qui nous est offerte de lui exprimer avec notre reconnaissance notre sincère admiration pour la simplicité de sa méthode et ses talents remarquables de brillant opérateur.

Que M. du Castel, dont des circonstances spéciales nous ont empêché d'être l'interne, veuille bien accepter ici nos remerciments pour la cordialité de son accueil à ses leçons si intéressantes de l'hôpital Saint-Louis.

M. le professeur agrégé Ballet nous a initié à la connaissance des maladies du système nerveux ; nous garderons toujours le meilleur souvenir de l'année d'externat que nous avons passée auprès de lui à l'hôpital Saint-Antoine.

En première année d'externat, nous fûmes l'élève de notre regretté maître Constantin-Paul : nous rendons un respectueux hommage à sa mémoire.

Nous n'avons garde d'oublier nos premiers maîtres de l'École de Limoges, MM. les professeurs Raymondaud, Prosper et Justin Lemaître, Chénieux et Delotte, qui ont dirigé avec la plus grande bienveillance le début de nos études médicales.

Nous tenons enfin à remercier tout spécialement MM. Luc, Castex et Lubet-Barbon, qui ont bien voulu nous aider de leurs conseils dans l'exécution de ce travail.

CHAPITRE PREMIER

Historique.

Abercrombie, en 1818, publia la première observation de thrombo-phlébite des sinus de la dure-mère. Puis cette affection fut successivement étudiée par Ribes (1825), Tonnelé, qui fit en 1829 une monographie assez complète dans le *Journal hebdomadaire*, Cruveilhier, Bonchut et Von Dusch en Angleterre.

James Bruce, en 1857, dans les *Archives de Médecine*, montre que les maladies de l'oreille déterminent très souvent la thrombo-sinusite, et Weill fit de ce point spécial le sujet de sa thèse (Strasbourg, 1858). Mais jusqu'à ce moment, la phlébite des sinus n'était qu'une constatation d'autopsie.

Lancereaux dans sa thèse inaugurale (1862), commence l'étude de la symptomatologie.

Sentex ajoute une forme hémorrhagique aux deux formes cliniques déjà décrites par Lebert en 1856 : la forme méningée et la forme pyohémique.

En 1866, M. Brouardel publie dans les bulletins de la *Société anatomique*, une étude sur les complications dues aux lésions du rocher et de l'apophyse mastoïde, travail important basé sur 80 observations. Jusqu'ici la thrombose des sinus latéral et longitudinal avait seule attiré l'attention, lorsque Knapp, en 1868, rapporte trois cas de thrombose des sinus caverneux et la même année Heubner publie une observation personnelle où la thrombose avait envahi successivement le sinus longitudinal, le sinus latéral, le sinus caverneux droit et la veine ophthalmique correspondante.

En 1865, M. Le Dentu avait déjà signalé le rôle des furoncles de la face dans la production des thrombo-sinusites, lorsqu'en 1870, Reverdin, revenant sur cette question, montre que par la veine ophthalmique l'inflammation peut se propager aux sinus de la dure-mère.

En 1873, parurent les thèses de Grenet et de Marty ; en 1875, celle de Bertrand ; Bouchut, en 1879, publie une série de leçons sur la thrombose des sinus chez les enfants, et insiste sur l'importance de l'examen ophthalmologique dans le diagnostic de cette affection.

M. le professeur Duplay, reprenant quelques cas observés par Thibault, montre le rôle important des lésions des fosses nasales, et Demons, en 1879, publie un important travail montrant que cette même complication survient à la suite de lésions dentaires et de périostite phlegmoneuse des maxillaires.

M. le professeur Panas en 1885, rapporte un cas de thrombose des sinus causée par une gangrène de l'amygdale ; de Lapersonne publie la même année un mémoire sur la phlébite de la veine ophthalmique et des sinus caverneux.

En 1886, en même temps qu'une observation personnelle, Coupland publie un travail intéressant, reposant sur 25 cas de thrombose des sinus caverneux, et, en 1887, parurent deux thèses : celles de Fauvel et celle de Gaillard.

Enfin, en 1888, Lancial présente, à Lille, une thèse sur la thrombose des sinus de la dure-mère. Ce travail très important résume les travaux antérieurs et constitue une monographie très complète tant au point de vue de l'étiologie que de la symptomatologie ; nous l'avons lue avec le plus grand intérêt et nous y avons puisé de nombreux renseignements.

Mais, à partir de cette époque, la question a changé complètement d'aspect.

Les progrès considérables de l'otologie, de la rhinologie et de l'ophthalmologie ont permis de mieux connaître cette redoutable complication. Les observations se multiplient et l'on commence à essayer de combattre des lésions que jusqu'ici on s'était contenté de voir évoluer. C'est l'ère chirurgicale qui commence Reinhardt, Smiegelow, Pieper, Hecke se bornent à pratiquer l'antrectomie dans les cas de thromboses otitiques du sinus latéral ; Orlow va plus loin et ouvre la loge sinusiale. Mais c'est seulement dans ces dernières années que Shwartze, Jansen, Salzer, Mac Ewen s'attaquent au sinus lui-même, l'ouvrent et le désinfectent. D'autres, avec Zaufal, Ballance, Lane, Bennett, Forselles, vont plus loin encore, et, non contents d'ouvrir et de drainer le sinus atteint, l'isolent du reste de la circulation en liant la jugulaire interne, afin de prévenir des embolies septiques.

Puis viennent d'importants travaux français, parmi lesquels il faut citer ceux si remarquables de Broca avec Maubrac et Lubet-Barbon ; ceux de Luc, Mignon, Chipault, Rafin ; et enfin la thèse de Robineau sur le traitement chirurgical des phlébites.

CHAPITRE II

Pathogénie. — Etiologie.

Sans donner une description détaillée des sinus de la dure-mère et de leurs anastomoses, il nous semble utile cependant d'entrer dans quelques considérations anatomiques générales, afin de pouvoir exposer clairement les voies suivies par l'infection pour arriver jusqu'aux sinus. Car, disons-le immédiatement, toute phlébite suppose un agent infectieux, et les travaux de MM. Widal et Vaquez ont fait table rase des anciennes thromboses marastiques et cachectiques.

Les sinus de la dure-mère sont au nombre de quinze ; cinq pairs : les sinus latéral, occipital postérieur, caverneux, pétreux inférieur et pétreux supérieur ; cinq impairs : ce sont les sinus longitudinal supérieur, longitudinal inférieur, droit, coronaire et occipital transverse.

Tous ces canaux communiquent largement entre eux, et sont de plus reliés avec l'encéphale d'une part, avec les veines du diploé d'autre part, et surtout avec le système veineux extra-crânien, par de nombreuses anastomoses. Ces dernières forment un riche réseau entourant de ses mailles la boîte crânienne, mais développé surtout en certains points où il entre plus directement en relation avec le système endo-crânien. Ce sont : le département de la veine ophthalmique, le plexus ptérygoïdien, plus en arrière la veine jugulaire et enfin les veines rachidiennes mastoïdiennes et émissaires de Santorini.

Nous ne pouvons décrire minutieusement ici toutes ces voies de communication ; nous y reviendrons du reste à propos de la pathogénie de chaque cas en particulier ; mais nous devons cependant insister sur deux de ces sinus, autour desquels on peut grouper toute la description des thrombo-sinusites crâniennes : ce sont le sinus latéral et le sinus caverneux.

Le sinus latéral s'étend de la protubérance occipitale interne au trou déchiré postérieur. Horizontal dans la première partie de son parcours, il chemine dans la gouttière qui sépare les fosses cérébrales des fosses cérébelleuses. Au niveau de la base du rocher, il change brusquement de direction, s'infléchit en bas, en avant et en dedans et gagne le trou déchiré postérieur qu'il traverse, en constituant l'origine de la veine jugulaire. Il se jette en arrière dans le pressoir d'Hérophile, et en avant il reçoit les sinus pétreux supérieur et inférieur qui le font communiquer avec le sinus caverneux ; il reçoit aussi la veine mastoïdienne.

Le sinus caverneux, très volumineux et très court, est situé de chaque côté de la selle turcique. Il s'étend d'avant en arrière de la partie la plus large de la fente sphénoïdale au sommet du rocher. Chaque sinus latéral est largement relié à celui du côté opposé par le sinus coronaire. Il reçoit principalement la veine ophthalmique qui le met en rapport avec les tissus de l'orbite et de la face, et la veine du trou ovale qui lui amène le sang du plexus ptérygoïdien.

Il est encore un point que nous devons mettre en lumière : ce sont les relations de l'oreille moyenne avec les sinus de la dure-mère, car nous verrons combien sont fréquentes les thrombo-sinusites d'origine otitique.

Le sinus pétreux supérieur occupe, comme on le sait, le bord supérieur du rocher ; il chemine, par conséquent, immédiatement au-dessus de la caisse. Il est même des cas où le toit de la caisse manque par places, c'est la déhiscence spontanée du toit du tympan, de Hyrtl, disposition éminemment fâcheuse et qui facilite la propagation aux sinus des suppurations de l'oreille moyenne. La paroi inférieure est également fort peu épaisse et réduite quelquefois à une mince lame de tissu compact présentant aussi des pertes de substances ; au-dessous d'elle se trouvent la fosse jugulaire et le golfe de la veine jugulaire qui y est contenu. C'est là une disposition tout aussi fâcheuse que celle de la paroi supérieure.

La paroi antérieure enfin sépare la caisse du canal carotidien ; mais l'artère n'est pas directement appliquée contre la paroi du conduit osseux qu'elle traverse. Elle en est séparée par des cavités veineuses plus ou moins nombreuses et plus ou moins développées, mais constantes, qui communiquent en haut avec le tissu caverneux et dans lesquelles viennent se jeter quelques veines issues de la muqueuse tympanique. Ce plexus veineux a reçu le nom de sinus carotidien.

Ces quelques considérations nous montrent combien l'inflammation de l'oreille moyenne peut se propager facilement aux trois sinus en question.

Les trombo-sinusites sont de deux ordres : celles produites par la localisation dans les sinus de la dure-mère d'une infection générale, et celles qui succèdent à une lésion de voisinage traumatique ou inflammatoire.

Les premières correspondent aux anciennes thromboses marastiques et sont peu intéressantes au point de vue chirurgical ; celles de la deuxième catégorie sont les plus fréquentes et représentent pour ainsi dire à elles seules l'histoire des thromboses des sinus de la dure-mère.

Nous ne ferons que mentionner les thrombo-sinusites de cause générale, et dans ce travail nous n'aurons plus ensuite en vue que les thromboses d'origine locale, les seules que la chirurgie ait essayé de combattre, jusqu'à présent du moins.

La phlébite de cause générale est plus fréquente dans les quatre premières années qu'à toute autre époque de la vie. On l'observe dans toutes les gastro-entérites graves : choléra infantile et surtout athrepsie ; Bouchut la dit fréquente dans les bronchites et broncho-pneumonies à formes prolongées ; elle est plus rare dans la tuberculose, l'hérédo-syphilis, et se rencontre quelquefois dans la convalescence des maladies aiguës : rougeole, scarlatine, fièvre typhoïde, diphtérie, grippe. Elle est tout à fait exceptionnelle au cours de la chlorose ; Tuckwell cependant en rapporte une observation des plus concluantes (in thèse Lancial). On en a constaté quelquefois au cours de la puerpéralité (Toinnelé). Lancereaux avait fort bien vu que ces thromboses de cause générale se produisent surtout dans les points où le sang a le plus de tendance à la stase, là où, suivant son expression, existe la limite d'action des forces d'impulsion cardiaque et d'aspiration thoracique. Cette raison explique que chez l'adulte ces thrombophlébites, dont le type est la phlegmatie alba dolens, se développent surtout dans les membres inférieurs, tandis que chez l'enfant, maintenu constamment dans le décubitus horizontal, le sang s'accumule surtout dans le système veineux de l'encéphale (Hutinel). En ces points la vitesse du courant sanguin est très faible, et les micro-organismes charriés se fixent plus facilement à la paroi pour y provoquer les lésions initiales de la phlébite.

Beaucoup plus fréquentes et beaucoup plus importantes à connaître sont les thrombo-phlébites de cause locale.

Il est évident, et cela découle des notions anatomiques que nous avons rappelées au début de ce chapitre, que suivant son siège, la lésion retentira de préférence sur tel ou tel sinus. C'est ainsi que les lésions inflammatoires de · face et des cavités qui en dépendent, se propageront aux sinus caverneux. Celles de la nuque, de l'oreille et du cou, gagneront le sinus latéral, et plus rarement enfin le sinus longitudinal sera intéressé par les infections du cuir chevelu.

Au point de vue exclusivement pathogénique, il existe deux modes bien différents d'infection des sinus. Dans un premier ordre de fait, la lésion initiale détermine l'inflammation des veines voisines, et cette phlébite se propage de proche en proche jusqu'au sinus; c'est ce qui arrive dans les cas où un anthrax de la face ou du cuir chevelu se complique de thrombo-phlébite sinusienne.

Ailleurs les choses se passent différemment : il y a propagation directe de l'inflammation aux parois mêmes du sinus ; c'est le cas de la thrombo-phlébite du sinus latéral à la suite d'une otite moyenne. Cette affection détermine une ostéite de la paroi osseuse de la caisse ou de l'antre mastoïdien, puis entre l'os et la dure-mère se constitue un abcès qui infecte à son tour le sinus. « L'existence de cet abcès extra-dural est presque constante, mais Arbuthnot Lane va un peu loin en déclarant qu'elle est constante » (Broca et Maubrac). Du reste les communications veineuses du diploë avec les sinus voisins sont bien connues, soit directes, soit par l'intermédiaire des lacs sanguins de la dure-mère, et nombreuses sont les autopsies où, l'abcès extra-dural manquant, la propagation inflammatoire s'était faite par une véritable ostéo-phlébite.

Ces notions pathogéniques établies, nous allons aborder l'étiologie proprement dite des thrombo-phlébites de cause locale. La division que nous adoptons est des plus simples ; nous procéderons de l'extérieur à l'intérieur, c'est-à-dire que nous étudierons d'abord les lésions des téguments et des parties molles, puis celles des cavités extra-crâniennes (bouche, fosses nasales, orbite, oreille), avec celles des sinus osseux compris dans l'épaisseur des os du crâne et communiquant avec ces cavités ; enfin les lésions de l'encéphale lui-même. Ce dernier chapitre sera très court, car les inflammations primitives du cerveau pouvant se communiquer aux sinus sont très rares. Elles sont le plus souvent en effet sous la dépendance d'une même cause qui produit en même temps et la phlébite du sinus et l'abcès du cerveau. Mais ces faits sont en tous cas possibles, car la circulation veineuse de l'encéphale, communique largement avec les sinus de la dure-mère.

D'une façon générale, les thrombo-phlébites de cause inflammatoire, locale, sont beaucoup plus fréquentes chez les adultes, et ne s'observent qu'à l'état d'exception chez les enfants, contrairement à ce que nous avons vu se produire pour les phlébites septicémiques. De plus, les divers facteurs étiologiques que nous allons passer en revue sont loin d'avoir une valeur égale, et nous verrons que les thrombo-sinusites causées par l'otite moyenne sont de beaucoup les plus fréquentes. Les questions de terrain, de maladies antérieures ou coexistantes ne paraissent jouer ici qu'un rôle assez secondaire. C'est souvent en pleine santé, chez un sujet sain et robuste que les accidents éclatent avec la plus grande intensité.

Cependant certaines affections peuvent avoir une action assez marquée en déterminant des portes d'entrée toujours ouvertes à l'infection. C'est ainsi que la tuberculose et la syphilis donnent naissance à des érosions de la peau et des muqueuses, que le diabète provoque l'apparition de furoncles, d'anthrax, d'abcès, de gingivites et de périostites alvéolo-dentaires ; ce sont donc là des causes éloignées, indirectes, de thromboses des sinus.

I. — Les lésions traumatiques et inflammatoires des téguments et des parties molles de la région céphalique et de la face sont fréquemment le point de départ de thrombo-sinusites.

Des traumatismes quelquefois même très légers peuvent déter-

miner ces accidents : témoin le cas du malade que nous avons
observé l'an dernier, dans le service de notre excellent maître
M. Chaput, à la maison Dubois.

Obs. I. — Il s'agissait d'un jeune homme de 18 ans qui avait été
frappé d'un coup de parapluie au cours d'une discussion, huit jours
avant son entrée à l'hôpital. Pendant cet intervalle de temps, à part
quelques douleurs de tête, le malade n'avait présenté aucun trouble
sérieux. Lorsque tout d'un coup, sa température monta à 39°. C'est
alors qu'il fut envoyé dans le service.

Il existait une petite plaie longue de 2 centimètres environ située
à la région malaire droite et n'intéressant que la peau ; l'os n'était
pas à nu et cette blessure semblait si peu capable de déterminer de
la fièvre que tous les organes furent examinés avec le plus grand
soin. Peu à peu, il survint du délire et de l'agitation, des frissons
et une température de plus en plus élevée ; on ne constatait aucune
modification du côté de la plaie. Les accidents cérébraux furent en
augmentant et le malade mourut au bout de huit jours. M. le professeur agrégé Thoinot fut chargé de pratiquer, à la Morgue, l'autopsie judiciaire de ce sujet, et il nous autorisa fort gracieusement
à l'aider dans cette opération. Il n'y avait bien réellement qu'une
plaie peu profonde des téguments, sans fracture de l'os sous jacent,
et nous trouvâmes néanmoins les sinus caverneux et circulaire
remplis d'une bouillie purulente. Il y avait en plus, au voisinage de
ces sinus, quelques petits foyers de méningite.

A plus forte raison donc, des plaies plus étendues et plus
profondes peuvent-elles déterminer la phlébite des sinus, telles
ces plaies si fréquentes du cuir chevelu consécutives à des
coups ou à une chute sur la tête. Si en même temps il y a fracture, la voie est toute ouverte à l'infection et quelquefois même
un fragment osseux a perforé le sinus. Le fait rapporté par
Lane dans la *Chir. Soc. of London* de 1890, p. 210, est très
démonstratif à ce sujet. Le voici résumé :

Obs. II. — W. D..., 2 ans 1/2. Le 28 décembre 1889, son père le
portant dans ses bras, glissa et la tête de l'enfant frappa la rampe :
plaie contuse de la partie postérieure du crâne avec issue d'un peu
de matière cérébrale. T. 102 F. Pouls 128, 82 respirations. Anes-
thésie. Enfoncement d'une partie triangulaire du pariétal qu'on
enleva en partie et dont le reste fut soulevé. Hémorrhagie par une
des veines cérébrales supérieures qui fut liée à son abouchement
dans le sinus. Drainage. Le sinus longitudinal n'avait pas été
découvert.

Les 29 et 30, pas de sommeil, agitation, mouvements convulsifs du côté gauche, puis bientôt généralisés. Après ces attaques, l'enfant se remuait difficilement. Pas de vomissements, pas de névrite optique. T. 99°, P. 144.

Le 31, l'enfant ne peut remuer ni bras, ni jambes. Perte de la connaissance et coma ; mort à minuit 1/2.

A l'autopsie, le sinus longitudinal fut trouvé complètement thrombosé depuis son extrémité antérieure jusqu'au niveau de la plaie. Aucune lésion du sinus. La plaie paraissait parfaitement aseptique. Cerveau normal, sauf autour de la fracture, où il était légèrement dilacéré.

Les affections cutanées du cuir chevelu : impetigo, ulcérations de toutes sortes, parasitaires ou autres peuvent s'accompagner de thrombo-phlébite des sinus. Mais ces cas sont assez rares. Beaucoup plus fréquents sont ceux observés à la suite d'un érysipèle du cuir chevelu ou de la face :

Obs. III. (Leber, *in Graefe's Arch. f. ophth.*, Ann. 26, p. 224, in Lancial). — Ch. P..., 25 ans. Le 3 juin 1880, malaise, et début de coryza. Puis rougeur érysipélateuse avec gonflement de la moitié gauche de la face. Céphalalgie, fièvre, constipation. Les jours suivants l'œdème gagne les paupières de l'œil gauche, exophtalmie, chémosis, amaurose. Puis gonflement de la peau autour de l'œil droit et exophtalmie de ce côté. T. 40. Aggravation rapide des phénomènes et mort le 7 juin.

A l'autopsie, le tissu cellulaire de l'orbite est infiltré de pus. Thrombose purulente des sinus caverneux et pétreux inférieur. Foyers de méningite à la base.

L'anthrax et le furoncle des lèvres sont souvent suivis de thrombose des sinus ; ces faits sont bien connus depuis les travaux de Reverdin, de Chabbert. Il est inutile d'y insister.

Il en est de même de la pustule maligne qui siège le plus souvent sur la face ou la nuque.

Plus rarement les inflammations du cou s'accompagnent de phlébite de la jugulaire, qui par voie ascendante, gagne peu à peu le sinus latéral.

Obs. IV (*in* th. Grenet, 1873, Paris). — *Phlébite de la jugulaire interne et des sinus à la suite de la résection de la mâchoire pour épithélioma.* — D... entre à la Pitié le 5 avril 1873. Épithélioma ulcéré du maxillaire inférieur gauche. Le 18, résection de la moitié gauche du maxillaire.

<table>
<tr><td>Descazals.</td><td>2</td></tr>
</table>

Le 25, douleur vive dans le cou, frisson, fièvre, délire ; strabisme exophtalmie du côté opéré. Subictère, amaigrissement et mort le 10 juin.

AUTOPSIE. — Pus dans la jugulaire, ainsi que dans les sinus latéral gauche, pétreux supérieur, inférieur et caverneux du même côté, transverse et coronaire. Phlébite de la veine ophthalmique droite.

II. — Les lésions de la bouche, du pharynx et de leurs annexes se compliquent parfois de thrombose des sinus.

Et d'abord l'appareil alvéolo-dentaire. Demons, de Bordeaux, en 1870, dans un mémoire à la société de Chirurgie, s'appuyait sur douze cas pour montrer le rôle de la périostite phlegmoneuse diffuse des maxillaires par carie dentaire, dans la production des thrombo-sinusites. Swadzki incrimine dans un cas l'ablation d'une dent et Piéchaud et Suss l'évolution de la dent de sagesse.

OBS. V, par LANCIAL (in th.). — *Périostite alvéolo-dentaire.* — Edouard V..., 54 ans, entré à l'hôpital le 3 novembre 1885. Trois jours avant, à la suite d'un refroidissement, frisson, céphalalgie, gonflement de la gencive et de la lèvre supérieure.

A son entrée et les jours suivants la tuméfaction a gagné l'aile du nez, la joue ; engorgement des ganglions sous-maxillaires. Périostite du maxillaire supérieur dont les incisives sont dénudées. Etat grave, lèvres sèches, douleurs vives. La tuméfaction a gagné l'œil et les paupières droits. Les incisives droites sont extraites au stylet et le décollement de la muqueuse gingivale remonte à 2 et 3 centimètres. Chémosis et exophtalmie de l'œil droit qui deviennent bientôt énormes ; les mêmes phénomènes se montrent à l'œil gauche. Malgré une incision le long du sillon orbito-frontal droit, le 8 novembre l'état s'aggrave et le malade meurt le 11 dans le coma. A l'autopsie on trouve du pus à la base de l'encéphale. Les sinus caverneux, pétreux supérieur, latéral du côté droit et transverse sont remplis par une masse séro-purulente. La veine angulaire et les veines de l'orbite sont distendues et dures.

Un point intéressant à élucider est la voie suivie par l'infection pour s'étendre de l'appareil alvéolo-dentaire aux sinus. Rarement, et cela n'a lieu que pour les dents antérieures de la mâchoire inférieure, il y a propagation simple par la veine faciale et l'ophthalmique ; le plus souvent il se développe, en même temps que la phlébite ophthalmique, un phlegmon de l'orbite. Quelquefois, la propagation se fait d'abord au sinus maxillaire, soit que l'avulsion de la dent ait déterminé une perforation de l'antre d'Highmore, par où vont pénétrer des parcelles alimentaires comme le veut Duplay, soit que cette communication se soit produite secondairement par carie du fond de l'alvéole. Puis, suivant Bœnech, grâce au peu d'épaisseur du plancher de l'orbite, il se produit un enfoncement de cette paroi suivi bientôt de sa perforation et le pus du sinus maxillaire envahit le tissu cellulaire de l'orbite. Pour Ziem, ce serait la voie veineuse qui transmettrait l'infection de l'une à l'autre de ces cavités. Quoi qu'il en soit, l'inflammation du sinus maxillaire est rarement primitive ; elle succède presque toujours pour Courtaix à une lésion dentaire, et souvent aussi d'après Zuckerkandl, Hartmann à une infection venue des fosses nasales. Dans les cas où la lésion siège sur le maxillaire inférieur, les agents pathogènes arrivent directement au plexus ptérygoïdien où aboutissent les veines de cet os, pour atteindre ensuite le sinus caverneux par les anastomoses du trou ovale, et, fait encore inexpliqué, l'infection envahit beaucoup plus fréquemment le sinus caverneux du côté gauche (Terson).

Les affections du pharynx, du voile du palais et de l'amygdale donnent aussi naissance à des thrombo-sinusites crâniennes. C'est ainsi que les angines scarlatineuse et diphtérique, les tumeurs adénoïdes, les abcès de l'amygdale et du pharynx déterminent souvent la production d'une otite par l'intermédiaire de la trompe d'Eustache et sont ainsi cause indirecte de phlébite des sinus.

Mais la communication peut se faire d'une façon plus directe par des vaisseaux veineux dont les connexions avec les sinus de la dure-mère sont bien connues depuis les travaux de Gurwitsch et ceux de Panas et Festal. Les veines du pharynx par leurs anastomoses avec celles du plexus ptérygoïdien mettent directement en rapport cet organe avec les sinus veineux de l'endocrâne. Il en est de même des veines de l'amygdale, qui envoient des anastomoses au plexus pharyngien et se mettent ainsi en rapport avec les mêmes sinus. Mais d'un autre côté ces veines amygdaliennes communiquent avec celles du voile du palais, qui sont elles-mêmes en relation avec la veine du trou sphénopalatin que l'on sait être l'origine de l'ophthalmo-faciale. Ainsi donc les lésions de l'amygdale et du voile du palais peuvent envahir le sinus caverneux soit par le plexus ptérygoïdien et les veines du trou-ovale, soit par la veine ophthalmo-faciale et les veines de l'orbite (Lancial). Cette dernière voie est celle que de Lapersonne croit avoir été suivie par l'infection dans ce cas si intéressant de M. Panas où la thrombo-sinusite fut causée par la gangrène de l'amygdale.

Voici cette observation :

Obs. VI. — L....., 46 ans. 15 jours avant son entrée, douleurs de gorge très intenses, dysphagie, gonflement des parties latérales du cou et de la face à droite, trismus.

A son entrée, 3 juillet, exophthalmie droite très accusée, chémosis, globe oculaire immobile. Pas d'altération du fond de l'œil, si ce n'est un peu de dilatation des veines. Photophobie, dyschromatopsie marquée. Rien d'anormal à l'œil gauche, ni du côté des oreilles. Malgré le trismus, on peut voir l'amygdale droite recouverte d'un exsudat gangréneux avec un orifice par où s'échappe du pus fétide. Le lendemain, céphalalgie violente, exophthalmie gauche 39° 4. Hyperesthésie généralisée. Le malade conserve sa connaissance.

Le 5, 40°, Hémiplégie gauche. Coma et mort dans la soirée. A l'autopsie : Méningite suppurée de la base. Les sinus pétreux supérieur et inférieur, caverneux et coronaire sont remplis de pus. Phlébite des veines ophthalmiques et abcès du tissu cellulaire de l'orbite.

III. — Ce que nous avons dit jusqu'à présent des lésions de la face, de la bouche et du pharynx montre qu'il est impossible de faire un chapitre nettement tranché de la pathologie de l'œil, de la cavité orbitaire et de ses annexes. Cela s'explique aisément, si l'on veut se rappeler que la veine faciale communique largement avec l'ophthalmique et que, par conséquent, cette dernière reçoit tous les agents pathogènes venus du territoire desservi par la première de ces deux veines. Les travaux de Panas et de son école ont du reste montré les rapports pathologiques étroits qui existent entre l'orbite et les cavités voisines : sinus frontaux, sphénoïdaux et ethmoïdaux, et c'est ici qu'il faut citer les travaux de Panas et Guillemain, ceux de Berger et Kaplan, de Röhmer, de Courtaix.

Mais si la phlébite ophthalmique et le phlegmon de l'œil sont très souvent de causes extrinsèques il n'en est pas moins vrai que maintes fois aussi elles sont sous la dépendance directe d'affections oculaires ou orbitaires.

Les contusions de l'orbite avec plaie cutanée, les fractures du rebord orbitaire, qu'elles soient directes ou indirectes, la pénétration de corps étrangers variés, peuvent être autant de causes d'infection. Il en est de même de toutes les lésions inflammatoires des parois de la cavité orbitaire: ostéites et périostites par suppuration d'une cavité voisine (antre d'Higmore, sinus frontal, etc.), celles d'origine tuberculeuse ou syphilitique.

Parfois c'est l'appareil lacrymal qui est en cause : cathétérisme septique des voies lacrymales, dacryocystites et dacryoadénites suppurées ; ou bien les paupières et la conjonctive avec les blépharites et les conjonctivites purulentes. Enfin c'est le globe oculaire qui est dans quelques cas le point de départ de l'infection : les plaies pénétrantes de la cornée, avec hypopion dans la chambre antérieure, les irido-choroïdites suppurées pouvant entraîner la panophthalmie et le phlegmon de l'orbite. Mais l'intermédiaire entre toutes ces lésions et les sinus caverneux, c'est la suppuration du tissu cellulaire de la cavité orbitaire. En voici un exemple :

Obs. VII, par Pearson (communiquée par Broadbent à la *Clin. Soc. of London*, le 9 mars 1883, p. 122). *Thrombose des sinus, par carie aiguë de la paroi orbitaire de l'os frontal.* Fillette de 9 ans et 8 mois. A la suite d'un refroidissement, se plaint de douleurs dans le cou en écrivant et en dessinant. Quelques jours après, l'enfant peut marcher mais le cou est raide. Pas d'écoulement d'oreilles. Le lendemain trois épistaxis avec douleur autour des yeux et gonflement passager de la paupière droite. Les jours suivants la tuméfaction reparaît avec un peu de photophobie et d'exophthalmie, diminution de la raideur de la nuque, puis agitation, délire, gonflement beaucoup plus marqué de la paupière droite et de la région sourcillière. T. 104° F. Pouls 108. Respiration 52.

Les 6ᵉ et 7ᵉ jours de la maladie, l'affaiblissement est grand. Température 107° F. et enfin mort le soir du 7ᵉ jour.

Autopsie. — Epanchement séreux entre l'arachnoïde et la pie-mère. La portion frontale du sinus longitudinal est distendue et remplie de caillots, ainsi que le sinus caverneux droit et la veine ophthalmique. Caillot fibrineux post-mortem dans le sinus pétreux supérieur.

Enduit jaunâtre sur la dure-mère, dans la portion reposant sur la région pétreuse du temporal, et dans le cercle de Willis. Le périoste de la plaque orbitaire droite du frontal était enflammé et détruit.

IV. — La pathologie des fosses nasales ne joue pas un rôle moins important dans la production des thrombo-sinusites crâniennes. C'est à cette région qu'il faut rattacher l'histoire des complications intra-crâniennes des inflammations et des suppurations des cavités qui en dépendent : sinus maxillaires (dont nous avons déjà parlé), sinus frontaux, ethmoïdaux et sphénoïdaux.

Toutes les lésions traumatiques et inflammatoires des fosses nasales peuvent entraîner la thrombose des sinus : plaies même très légères, ulcérations syphilitiques ou tuberculeuses, coryza chronique, ablation de tumeurs et de polypes ; fractures et ostéites diverses des parois osseuses.

L'infection se propage aux sinus de la dure-mère par plusieurs routes différentes. Quelquefois c'est la voie veineuse qu'il faut incriminer. Or les veines de la pituitaire communiquent avec les veines orbitaires et nous avons vu dans le paragraphe précédent les conséquences de cette relation. Mais ces mêmes veines s'unissent également aux rameaux d'origine des deux veines ethmoïdales antérieure et postérieure, et communiquent ainsi avec l'ophthalmique supérieure ; c'est une deuxième route ouverte à l'infection. Il en existe une troisième grâce aux anastomoses unissant les veinules de la pituitaire avec la veine ophthalmo-faciale qui se jette dans le confluent veineux du sommet de l'orbite.

Le cas de Thibault est bien typique :

Obs. VIII. — Thibault (*in* Lancial) *Légère éraillure par une paille.* — S..., 23 ans, entre à la Pitié le 17 juin. 15 jours auparavant une paille lui était entrée dans le nez et à la suite une hémorrhagie peu abondante s'était produite. Depuis céphalalgie.

Il y a quatre ou cinq jours : frisson pendant deux heures avec vives douleurs dans la tête et élancements dans l'orbite.

A son entrée : face bouffie, paupières droites à demi fermées, immobiles, très œdématiées ; chémosis, exophthalmie, globe oculaire presque immobile (s'élève et s'abaisse un peu) ; vision intacte, céphalalgie plus marquée dans la partie antérieure droite de la tête. Pas de prostration, réponses faciles. Langue sèche, soif vive, pas de vomissements. Pouls petit, fréquent : 120 P.

Le lendemain même état. Pas de sommeil, ni agitation, ni délire.

Le 10, délire violent, gonflement des paupières augmenté, sueurs visqueuses, pouls très petit. Mort.

Autopsie. — Les sinus pétreux inférieur et caverneux droits sont remplis de pus ainsi que la veine ophthalmique. Léger exsudat sur l'arachnoïde pariétale dans les deux fosses cérébrales. Pas de traces de lésions dans les fosses nasales. Dans l'orbite simple sérosité.

Dans une autre série de faits, l'inflammation se propage aux sinus ethmoïdaux et sphénoïdaux avant d'atteindre les sinus veineux. Kaplan dans sa thèse a insisté sur ce dernier point. En voici un exemple :

Obs. IX, par James Russel (*Gaz. Méd. de Paris, 1878, p. 623*). — *Coryza, propagation aux cellules sphénoïdales et ethmoïdales.* — Homme de 34 ans, souffre depuis longtemps de coryza chronique avec écoulement abondant. Pas de syphilis manifeste.

En janvier, subitement : étourdissement, céphalalgie, et depuis douleurs vives dans la tempe gauche avec exacerbations le soir et le matin, sensibilité anormale des dents de la mâchoire supérieure. Vomissements fréquents.

Cinq jours avant son entrée (10 février), la vue se trouble ; frisson.

Le 14, nouveau frisson, délire. Aspect étrange et sauvage du regard. Pouls 130.

Le 15, ptosis complet de la paupière supérieure gauche. Globe oculaire immobile, conjonctive injectée, pupille dilatée, cornée insensible. OEil droit normal.

L'état s'aggrave et la mort survient le 20.

A l'autopsie : Sinus ethmoïdaux et sphénoïdaux remplis par un liquide sanieux et fétide ; la muqueuse en est détachée des parois osseuses qui sont saines. Un peu de liquide clair dans les sinus frontaux. Épanchement de sang décomposé sous la dure-mère, à partir des trous orbitaires jusqu'à l'apophyse basilaire. Thrombus dans le sinus caverneux gauche, le sinus circulaire et la veine ophthalmique gauche. Exsudat sanieux à la partie moyenne de la base du crâne.

Les lésions des sinus frontaux sont peut-être encore plus importantes. Rafin vient d'insister tout récemment sur ce point ; et, s'appuyant sur les travaux de Kunht et de Dreyfuss en Allemagne, cet auteur prévoit pour les complications de ces sinusites, une évolution semblable à celle qui s'est produite dans l'esprit des chirurgiens à propos des affections intra-crâniennes par otite.

Obs. X. — Zinn (in *Wiener med. Woch.*, *1872*; citée par Rafin, *Arch. méd.*, *1897*, *T. II, p. 707*). — Femme de 46 ans. Il y a 8 jours, attaque épileptiforme de courte durée. Depuis 2 jours ophthalmie très prononcée à gauche, et à droite depuis un jour. Paupières rouges et gonflées. Conjonctive injectée, cornée rugueuse et trouble. Pupille large et fixe. Pression du globe oculaire très douloureuse. A droite, mêmes signes, mais moins marqués. Diagnostic : thrombo-phlébite des deux sinus caverneux. Mort.

A l'autopsie : Tissu cellulaire au-dessus de l'arc super-ciliaire gauche infiltré de sang ; veines durales de la cavité crânienne trombosées et infiltrées de pus. Les deux sinus caverneux mais surtout le gauche renfermait un liquide brun grisâtre, sanieux. Le sinus frontal gauche a sa muqueuse noire grisâtre, et renferme du pus fétide.

V. — Nous allons maintenant aborder l'étude des thrombo-phlébites crâniennes, dues aux affections de l'oreille et de ses dépendances.

Cette partie de notre sujet est de beaucoup la mieux connue ; elle est la plus fréquente, aussi a-t-elle suscité dans ces dernières années de nombreux et remarquables travaux, et tous les efforts de la chirurgie se sont-ils dirigés de ce côté.

La fréquence de l'infection de l'oreille moyenne est la conséquence de sa communication avec l'arrière cavité des fosses nasales par la trompe d'Eustache. Celle-ci sert de conduit aux nombreux germes septiques qui séjournent même à l'état physiologique dans le carrefour naso-buccal, et dont la virulence s'exalte lorsque la résistance organique s'amoindrit (Mignon). Sans faire ici l'histoire des otites, disons que la conformation anatomique de l'oreille moyenne contribue pour une large part à rendre chroniques les lésions de cette région et en retarde la guérison.

Sous l'influence de cette inflammation prolongée, il se produit une série de complications secondaires qui conduisent lentement mais sûrement aux accidents intra-crâniens et à la thrombo-phlébite des sinus.

Ce sont de petits polypes qui viennent éterniser la suppuration ; ce sont l'ostéite et la nécrose des osselets qui surviennent avec la suppuration de la cavité attico-antrale ; et toutes ces lésions sont à leur tour entretenues par la communication de l'oreille moyenne avec l'air extérieur, grâce à une perforation du tympan, plus ou moins précoce. Puis enfin l'inflammation gagne les cellules mastoïdiennes. L'infection de l'oreille moyenne peut déterminer l'inflammation de tous les sinus du crâne, « fait important à noter et constatation décevante au point de vue du pronostic et du traitement » (Mignon). Mais tous les sinus ne sont pas pris avec la même fréquence. Le sinus latéral et le sinus pétreux supérieur appliqués, comme nous l'avons vu, sur le squelette de l'oreille moyenne, sont le plus souvent envahis. « L'importance du premier de ces sinus, son volume, son rôle de confluent des autres sinus, la facilité de son accès, sa communication avec la veine jugulaire ont donné une telle prépondérance à son inflammation que bien des auteurs semblent en avoir fait le siège exclusif des thromboses suppurées d'origine otitique, et n'ont en vue que son inflammation dans la description des complications veineuses endo-crânienne.

Consécutivement à l'inflammation, il se produit une ostéite du temporal. On trouve avec la thrombose du sinus latéral une ostéite de la gouttière sygmoïde ; avec celle du sinus pétreux supérieur une carie de la base du rocher ; et « au dire de Jansen une suppuration du labyrinthe ou une lésion de la pointe du rocher dans les thromboses du sinus pétreux inférieur » (Mignon). Lorsque l'épaisseur entière de la lame osseuse est envahie, il se forme cet abcès extra-dural que nous avons mentionné plus haut et qui détermine la thrombose du sinus. Mais nous avons dit aussi que cet abcès peut ne pas exister et que l'inflammation se transmet alors par l'intermédiaire d'une véritable ostéophlébite. Körner a invoqué un mécanisme différent. Pour cet auteur, il existe un ou deux petits canalicules qui traversent la paroi osseuse séparant la caisse du canal carotidien. Ces canalicules renferment de petits vaisseaux destinés à la nutrition de la muqueuse tympanale, au moyen desquels les agents infectieux venus de l'oreille moyenne pénètrent dans le canal carotidien. Ils y déterminent alors la phlébite des plexus veineux du sinus carotidien qui se propage ensuite jusqu'au sinus caverneux.

Les cas de thrombose du sineux caverneux, sans être l'extension de celle du sinus latéral, sont assez rares. M. Luc a bien voulu nous communiquer oralement l'histoire d'un de ses malades et grâce à son extrême obligeance nous pouvons en donner un rapide aperçu.

Obs. XI. — L. B..., 5 ans 1/2. Le 2 janvier 1898, grippe, qui avait disparu le 7 du même mois.

Le 9, douleurs d'oreilles qui augmentèrent progressivement et le 13 double écoulement.

Le 14, l'écoulement cesse à droite, diminution des urines qui sont très froncées.

Le 15, grand frisson ; la T. ne fut pas prise.

Le 16, délire et frisson qui se renouvelle le lendemain.

Le 18, cessation du délire, pas de frisson. Dans la nuit, le gonflement qui existait derrière l'oreille droite depuis 3 jours, se complique d'œdème des paupières droites avec saillie de l'œil. Congestion légère de la base du poumon droit. M. Luc appelé fait le diagnostic de thrombose du sinus caverneux et n'opère que cédant aux exhortations de la famille à qui il n'avait pas caché la gravité du pronostic et l'inutilité probable d'une intervention, à cause de l'étendue de la lésion. Le médecin avait déjà ouvert l'abcès mastoïdien, et une artériolle avait continué à saigner depuis, affaiblissant le malade.

Le 20, M. Luc trépane la mastoïde : pus dans l'antre et abcès extra-dural. Le sinus est dénudé, et une ponction exploratrice ramène franchement du sang. Après l'opération, l'enfant se réveille. T. 40,9 pas de frisson. Dans la nuit 41,3. Bras gauche inerte mais sensible.

Le 21, disparition de l'œdème des yeux. Une injection de sérum produit de la diurèse, T. 40,9 toute la journée. Vers 2 heures, affaissement, respiration haletante. Dans la nuit 41,6 (41,9 à 4 h. du m.), mort à 8 heures sans connaissance depuis la veille au soir. Pas d'autopsie.

Les affections de l'oreille qui se compliquent le plus souvent de thrombo-sinusites, sont les vieilles otorrhées mal soignées et datant de plusieurs années. Cependant les otites aiguës avec mastoïdites aiguës qui donnent rarement lieu à des complications intra-crâniennes, déterminent quelquefois la thrombose des sinus. C'est ainsi que Forselles indique le chiffre de 15 0/0, Robin celui de 19 0/0 et Kessler de 26 0/0. Cette complication est relativement rare chez les jeunes enfants étant donné la grande fréquence des otites à cet âge.

Jansen en trouve 4 sur 34 et Körner 8 sur 43. La plupart des cas s'observent de 11 à 30 ans. L'explication la plus volontiers acceptée de ce fait est que dans le jeune âge l'apophyse mastoïde est peu développée et que l'oreille moyenne a par conséquent avec le sinus latéral des connexions beaucoup moins étendues que chez l'adulte. Broca fait observer en outre qu'il faut long-temps pour que la carie osseuse se complique de phlébite du sinus; d'ordinaire il s'écoule plusieurs années entre le début de l'otite et celui des accidents phlébitiques, ce qui contribue à en expliquer la rareté relative chez les enfants.

La phlébite des sinus d'origine otitique est beaucoup plus fréquente dans le sexe masculin; toutes les statistiques s'accordent sur ce point. Pour Lebert, il y aurait 14 hommes contre 3 femmes; pour Hessler, 55 contre 5, et pour Jansen, 27 contre 7. Mais cette proposition n'est exacte que pour les adultes qui sont, nous l'avons dit, le plus souvent atteints.

Des statistiques de Körner, de Poulsen, de Jansen, il ressort que la lésion est plus fréquente à droite, dans la proportion de 44 contre 30 pour le premier, de 7 contre 3 pour le second et 126 contre 104 pour le troisième. Du reste, cette prédominance existe pour toutes les complications intrà-crâniennes des otites.

Certains auteurs ont prétendu que la thrombo-sinusite otitique survenait plus souvent chez les sujets tuberculeux, mais le fait est loin d'être prouvé. L'hérédité n'avait pas été signalée jusqu'à présent, lorsque l'année dernière M. Lermoyez (12 novembre 1897, *Soc. otol. et laryng.*) rapporta l'observation d'une femme qui mourut de thrombo-sinusite d'origine otitique et dont les deux enfants étaient morts en bas-âge d'accidents cérébraux aigus au cours d'une suppuration de l'oreille. M. Lermoyez explique ces faits en admettant que les déhiscences congénitales des parois de la caisse, signalées par Hyrtl, sont héréditaires. Et de ce fait, cet auteur tire cette conclusion importante : il faudrait intervenir hâtivement chez toute personne atteinte d'une suppuration d'oreille, dont les ascendants ou les descendants auraient succombé par le cerveau au cours d'affections semblables.

VI. Pour que ce chapitre d'étiologie soit complet il nous reste encore à dire un mot des lésions de la boîte crânienne elle-même. Les fractures s'accompagnent le plus souvent de lésions des parties molles, nous n'avons pas à y revenir; quelques cas de thrombose des sinus sont dus à des ostéites diverses des os du crâne : ostéo-myélite, ostéite tuberculeuse ou syphilitique. Mais ces lésions sont rarement primitives, et nous n'avons pas à nous occuper ici de celles qui surviennent à la suite d'une inflammation de cause locale ou générale, et qui trouvent leur place dans les chapitres précédents.

Enfin, certains auteurs, Marfan entr'autres, admettent que dans certains cas exceptionnels les lésions suppurées de l'encéphale peuvent s'accompagner de thrombo-sinusites crâniennes. Nous n'avons pu trouver d'observation de cette nature. Du reste, lorsqu'il y a coexistence d'une phlébite des sinus avec un abcès du cerveau ou une encéphalite d'ordre inflammatoire, il est bien difficile de savoir si le sinus a été infecté par la lésion des centres nerveux, ou bien si la phlébite n'a pas eu pour cause une infection générale qui aurait déterminé les deux accidents.

CHAPITRE III

Anatomie pathologique.

La connaissance de l'aspect extérieur des sinus normaux et pathologiques est d'une importance capitale pour l'opérateur. Sain, le sinus apparaît bleuâtre et souple, animé de mouvements d'expansion et d'affaissement isochrônes aux mouvements respiratoires. A l'état pathologique, la paroi externe du sinus est indurée ou fongueuse et ramollie. Elle porte parfois des ulcérations qui correspondent à des pertes de substance de l'os. Ces ulcérations, dit Mignon, peuvent avoir le diamètre d'une lentille et faire communiquer le sinus avec une cavité purulente de la mastoïde ; elles sont parfois obstruées par des granulations qui naissent d'un foyer de carie du temporal. Le sinus est parfois turgide, distendu, comme injecté par une masse solide. On trouve dans sa cavité un caillot plus ou moins étendu, rouge et friable au début, plus tard jaunâtre et grisâtre et plus ferme, formé ou non de couches visiblement concentriques, oblitérant complètement ou non la lumière du canal, et plus ou moins adhérent à la paroi veineuse par des tractus fibrillaires très fins ; la paroi peut être épaissie ; la tunique interne au niveau du caillot est dépolie, parfois rugueuse ; par place il existe des points suppurés, ou même quelquefois la cavité peut être entièrement remplie de pus.

Mais ce sont là des lésions communes à toutes les thrombophlébites et qu'il n'est d'aucun intérêt de décrire plus longuement ; plus utiles à connaître sont la topographie du caillot et les lésions de voisinage. Prenons pour type la thrombose du sinus latéral d'origine otitique.

Dans les cas heureux, mais rares, le caillot est peu étendu et localisé à la portion du sinus qui correspond à la gouttière pétromastoïdienne ; son centre seul peut être suppuré et ses deux extrémités forment alors un bouchon fibrineux protecteur s'opposant à l'extension des lésions. Mais le plus souvent l'infection vasculaire gagne de proche en proche, envahit tout le sinus transverse jusqu'au pressoir d'Hérophile qu'elle dépasse même quelquefois dans le sinus longitudinal supérieur et dans le sinus transverse du côté opposé. En avant, elle s'étend jusqu'à la jugulaire, remonte dans le sinus caverneux par le sinus pétreux supérieur, et de là gagne la veine ophthalmique ; l'inflammation se propage alors aux veines extra-crâniennes : jugulaire, mastoïdienne, faciale (rarement), et s'accompagne de lésions de voisinage étendues. Ce sont l'œdème et la suppuration des parties molles du cou, de l'orbite et de la mastoïde, mais les lésions les plus remarquables sont intra-crâniennes.

C'est l'ostéite des parois osseuses dépendant de la lésion initiale, avec névrose d'une portion plus ou moins étendue ; c'est l'abcès sous-dure-mérien que nous avons décrit. L'oblitération des sinus a également son contre-coup sur les méninges et le cerveau et détermine de l'œdème, de la congestion, de l'hydropisie ventriculaire et des hémorrhagies. Ces lésions sont des plus variables et dépendent de l'étendue de la partie thrombosée et surtout de la marche plus ou moins rapide de l'affection. On les observe plus fréquemment chez les tout jeunes enfants et dans les cas de thromboses de cause générale correspondant aux anciennes phlébites marastiques. Parmi ces altérations, la plus fréquente est l'hémorrhagie : méningée, elle donne naissance à des épanchements séro-sanguinolents sous-arachnoïdiens ; cérébrale, elle consiste en un piqueté hémorrhagique de la substance nerveuse et, plus rarement, à une inondation ventriculaire.

Dans quelques cas, on a noté du ramollissement cérébral dû pour les uns à l'hémorrhagie et pour d'autres à l'ischémie artérielle résultant de la stase veineuse.

Dans la plupart des autopsies, la thrombose du sinus est trouvée associée soit à de la méningite purulente, soit même à un abcès de la pulpe cérébrale. Ces lésions se retrouvent dans plusieurs des observations que nous citons dans ce travail ; mais ces faits sont facilement explicables, car rien n'est venu empêcher la lésion d'évoluer et la mort est survenue par extension du processus inflammatoire. Lorsqu'au contraire on intervient au début, comme dans la thrombose otitique du sinus latéral, la lésion est bien limitée, et n'a pas encore eu le temps de s'étendre.

Il nous faut signaler aussi les lésions métastatiques dues à des embolies septiques parties du caillot : foyers de broncho-pneumonies et de gangrène pulmonaire, abcès du tissu cellulaire, du foie, de la rate et des reins.

L'oblitération des sinus, en tant qu'obstacle mécanique au cours du sang, ne joue qu'un tout petit rôle dans la genèse des accidents. Ferrari a prouvé ce fait expérimentalement en montrant que la ligature aseptique d'un ou de plusieurs sinus chez le chien ne détermine aucun trouble appréciable ; l'élément infectieux a donc ici une importance capitale. Et cependant la bactériologie des thrombo-sinusites est bien peu avancée. Netter, Mooss, Zaufal ont surtout étudié les suppurations otiques.

Netter a trouvé sur 11 cas, 9 fois le streptocoque, 4 fois pur, 4 fois associé à des bâtonnets, et 3 fois à des staphylocoques ; il a aussi signalé des otites à pneumocoques, et il a montré que les complications de ces otites étaient dues à ces mêmes agents.

Zaufal a signalé le bacille de Friedländer.

MM. Achard et Renault, Claude et Deguy ont trouvé des thrombo-sinusites de cause générale également dues à des streptocoques ; Girode et Thiercelin ont incriminé le coli-bacille. Mais des recherches plus récentes tendent à assigner un rôle beaucoup plus important aux anaérobies. Veillon et Zuber (*Soc. biol.*, 6 mars 1897) ont décrit des microbes anaérobies dans un grand nombre de suppurations fétides, parmi lesquelles se trouvent des mastoïdites.

Et enfin mon excellent ami et collègue Rist va exposer dans sa thèse les résultats de ses travaux, tendant à établir que les septicémies d'origine otitique ont le plus souvent un caractère gangréneux et qu'elles se traduisent par des suppurations fétides ayant pour agents des bactéries anaérobies.

CHAPITRE IV

Symptômes.

La symptomatologie des trombo-sinusites crâniennes est des plus complexes, et il est très difficile d'en présenter un tableau d'ensemble. Tantôt, en effet, cette complication survient au cours d'une affection qui la fait pour ainsi dire prévoir : érysipèle de la face, otite chronique avec poussée de mastoïdite. Tantôt, au contraire, la cause initiale de la thrombo-sinusite est peu apparente : il s'agit d'une ulcération de la gorge ou des fosses nasales, d'un traumatisme insignifiant qui est peut-être déjà oublié par le malade et son entourage. Dans d'autres cas, enfin, les phénomènes généraux, septicémiques absorbent tout le tableau clinique et font passer inaperçue la localisation endocrânienne. Cette diversité d'aspect explique les anciens errements, et il a fallu le groupement de très nombreuses observations pour éclairer ce nouveau chapitre de pathologie au point que l'on a pu dire de la thrombose des sinus qu'elle était la complication endocrânienne la plus facile à reconnaître.

Un autre facteur important est la localisation de la phlébite qui vient encore en compliquer l'aspect clinique. Mais si l'on veut admettre que les deux grandes voies suivies par les germes infectieux sont l'oreille moyenne qui conduit au sinus latéral, et la veine ophthalmique ou le plexus ptérygoïdien qui donnent accès dans le sinus caverneux, on comprendra qu'il est possible de simplifier la question et de ne décrire cliniquement que deux grandes variétés de thrombo-sinusites : la thrombose du sinus caverneux, et celle du sinus latéral.

En outre, la phlébite du sinus latéral, consécutive aux lésions de l'oreille moyenne est de beaucoup la plus fréquemment observée ; c'est la plus intéressante aussi, car c'est vers elle que se sont dirigés les efforts des chirurgiens ; c'est enfin la plus importante à connaître car elle est la plus facilement accessible et partant la plus efficacement curable.

C'est donc cette variété que nous prendrons comme type dans notre description; et nous nous y croyons d'autant plus autorisé que la phlébite des sinus présente un certain nombre de caractères généraux communs, quelle qu'en soit la localisation.

Nous exposerons donc d'abord les symptômes généraux qui sont de deux ordres : cérébraux et pyohémiques ; mais ces deux groupes de phénomènes sont tellement variables dans leurs relations et leur intensité que l'affection revêt des formes très différentes. C'est ainsi que l'on a pu décrire une forme pyohémique, une forme méningée et une forme typhique.

Nous étudierons enfin dans un paragraphe spécial les signes locaux variables suivant le siège de l'infection.

I. — Dans la forme clinique la mieux caractérisée, la lésion du sinus s'annonce souvent par les signes d'une infection générale : malaise, courbature, inappétence, élévation de température. Pendant trois, quatre, cinq ou huit jours, le malade se plaint d'une céphalalgie violente, souvent généralisée à toute la tête ; cette céphalalgie est pariéto-occipitale (n'oublions pas que nous avons ici en vue la phlébite du sinus latéral) ; elle s'accompagne d'une gêne dans les mouvements de la tête avec un peu de rotation du côté intéressé. « En même temps le malade est abattu, sans appétit et sans sommeil, avec un peu de stupeur; la température est déjà élevée : 39° ou plus ; le pouls est à 100 et 110 quelquefois ; vertiges et vomissements ; ceux-ci peuvent faire défaut. L'observateur est hésitant, il pressent une complication cérébrale, mais laquelle ? Survient le phénomène pathognomonique, un violent frisson avec claquement de dents, ascension thermique à 40° ou 41° et sueurs abondantes. Les frissons se renouvellent dans la même journée ou le lendemain, aussi intenses ou plus atténués, et augmentent de plus en plus l'abattement du sujet ». (Mignon).

Il est impossible de préciser l'époque où apparaît le grand frisson caractéristique. Quelquefois il est précédé ou même remplacé par plusieurs frissons moins accusés, que le malade et même le médecin attribuent à l'état fébrile antérieur.

Mignon cite à ce sujet une observation fort intéressante : il s'agit d'un malade qui pendant plusieurs jours et quelquefois à plusieurs jours d'intervalle, eut une série de sensations de froid intermittentes, avant l'apparition du premier grand frisson.

D'autres fois les accidents pyohémiques débutent beaucoup plus tôt, 48 heures quelquefois.

1° Forme pyohémique. — Elle se rencontrerait pour quelques auteurs dans la moitié des cas environ. Les frissons sont ici d'une intensité extrême et se renouvellent souvent plusieurs fois dans la même journée ; ils sont suivis de sueurs abondantes et fatiguent le malade au point que ce dernier redoute leur apparition. Parfois ils surviennent avec régularité, si bien qu'il est arrivé de songer dans ces cas à des accès d'impaludisme. Grenet, dans sa thèse, cite un fait de ce genre.

Obs. XII (*in* th. GRENET). — L...., 34 ans, entre à la Pitié le 3 avril 1861. Depuis l'âge de 14 ans, écoulement de l'oreille droite. 15 jours avant son entrée, l'écoulement cesse. Courbature, frissons revenant régulièrement, suivis d'ascension thermique que le médecin appelé rattacha à une fièvre intermittente.

Le jour de son entrée, nouvel accès fébrile subictère, délire, pouls fréquent.

Le 4, ictère plus marqué, pouls toujours fréquent, raideur de la nuque. Le malade ne localise aucune douleur.

Les 5 et 6, pas de frissons ; ictère plus marqué, délire bruyant, raideur du cou plus marquée, respiration pénible. Mort le 7.

Autopsie. — Le rocher droit est ramolli, friable. Le sinus caverneux du même côté renferme un caillot purulent.

Au bout de quelques jours, l'état général s'affaiblit ; la langue se sèche et on observe souvent une diarrhée profuse. La température s'élève jusqu'à 40° et plus, et il se produit ordinairement de grandes oscillations de 4 et même 5°.

La dyspnée, qui d'abord ne survenait que pendant les accès, devient continue ; le délire n'est jamais très violent et le plus souvent le malade donne des signes d'intelligence alors même que son état est des plus précaires.

En même temps il se forme des localisations à distance, et souvent ces abcès évoluent sans attirer l'attention ; il faut les rechercher avec soin. On observera des signes de broncho-pneumonie et de gangrène pulmonaire, plus rarement de collections purulentes du foie et de la rate, des eschares aux points de contact avec le plan du lit, des abcès du mollet et du cou.

L'ictère plus ou moins marqué est presque de règle et souvent aussi les urines deviennent albumineuses.

D'après Körner cette forme pyohémique serait beaucoup plus fréquente chez l'adulte, alors que chez l'enfant on observerait surtout la forme méningée.

2° Forme méningée. — Cette forme est parfois très difficile à différencier de la méningite suppurée, et cependant l'erreur est regrettable, dit Mignon, « car si la méningite confirmée n'a pas encore été arrêtée par une intervention opératoire, des chirurgiens, Broca entre autres, ont sauvé des malades présentant les symptômes de la forme méningée de la phlébite sinusienne ». Le début est ici plus brusque que dans la forme précédente. Il survient d'ordinaire des vomissements peu abondants et qui disparaissent après quelques jours

La céphalalgie est d'une intensité extrême, terrible et localisée le plus souvent à la région frontale.

L'agitation est parfois très marquée; le malade essaye de quitter son lit et pousse des plaintes incessantes. Le délire qui ne manque jamais est parfois violent. Cependant il existe des périodes de rémission pendant lesquelles, le patient semble recouvrer toute sa lucidité, mais elles sont de courte durée, s'espacent de plus en plus et finissent bientôt par ne plus se produire.

C'est alors qu'on observe la raideur de la nuque, et des secousses musculaires dans les membres ainsi que l'a noté Schwartze. Ce sont quelquefois de véritables convulsions, surtout du côté de la face. Dans certains cas il se produit la contracture de tout un groupe musculaire, entraînant des attitudes de torticolis, le renversement de la nuque en arrière et même de l'opisthotonos. Lorsque ces symptômes arrivent à cette intensité, ils sont l'indice que l'inflammation n'est pas restée localisée aux sinus et qu'elle a envahi les méninges. Puis à une époque plus ou moins tardive surviennent des symptômes de paralysie, mais ils sont le plus souvent l'indice d'une véritable méningite de la convexité ou de

la base et les signes propres de la thrombo-sinusite sont masqués
par cette lésion surajoutée.

Cette forme est surtout fréquente chez les enfants, nous l'avons
déjà dit. Mais chez eux elle revêt quelques caractères spéciaux.
Alors que chez l'adulte c'est le délire qui domine, chez l'enfant
ce sont les convulsions ; elles apparaissent subitement et s'accompagnent le plus souvent de perte de la sensibilité et de l'intelligence ; elles sont parfois très localisées et limitées à un groupe
musculaire : les yeux, la bouche, une moitié du corps.

3° **Forme typhoïde.** — Ici les phénomènes cérébraux ont
moins d'intensité, la céphalalgie est moins prononcée et l'absence
de grand frisson éloigne l'idée d'une pyohémie. Ce qui domine la
scène, c'est l'état de prostration profonde dans laquelle le malade
est plongé. L'hébétude, l'incohérence des paroles, la fièvre, la
sécheresse de la langue lui donnent l'aspect d'un typhique. Il
n'est pas rare non plus d'observer des épistaxis, des douleurs
abdominales, du ballonnement et de la diarrhée ; le tableau
clinique d'une dothiénentérie est alors presque complet, surtout
si la rate est augmentée de volume, ainsi qu'il n'est pas rare de
le constater.

Dans de telles conditions, il est facile de comprendre que
l'erreur ait été commise.

Voici une observation bien typique à ce sujet :

Obs. XIII. Gee (in *St-Barth. Hôpital Reports* 1875, p. 75). — F.. ,
15 ans, admis à l'hôpital le 5 décembre 1874. Depuis trois semaines:
douleurs de tête et depuis quelques jours : délire.

Le 6, délire et agitation, diarrhée et colique T. 38°,4 et 40°.

Le 7, mauvais sommeil, trois selles liquides ; rash léger aux plis
de flexion des bras et deux taches sur le ventre ne faisant pas
saillie et ne disparaissant pas à la pression T. 38°,8 et 40°,5.

Les 8 et 9, même état et à peu près même température.

Le 10, sommeil meilleur, 3 selles, céphalalgie frontale et douleur
dans l'hypochondre droit. Disparition du rash, strabisme convergent, pupilles égales, rate normale, râles à la base droite.

Le 12, agitation mais pas de délire. Rate un peu grosse et sentie
à l'inspiration. T. 39°5 et 39°6. Selles liquides, brun clair et abondantes, ressemblant à celles de la fièvre typhoïde. Ni otorrhée, ni
otalgie pendant la durée de la maladie. Mort le 13.

A l'*autopsie*, dans le sinus longitudinal, caillot étendu du vertex au pressoir d'Hérophile ; cerveau normal. Le sinus latéral du pressoir à la mastoïde est rempli par un caillot. On trouve du pus dans les cellules mastoïdiennes. L'intestin est sain.

4° Macewen a enfin décrit une **forme pulmonaire** de l'affection ; mais il nous semble que cette quatrième division n'est pas suffisamment justifiée, car des lésions pulmonaires compliquent presque toujours la thrombo-sinusite, si une intervention précoce n'est pas venue enrayer la septicémie.

Du reste, il est bien rare d'observer des formes aussi différenciées. Le plus souvent elles se fusionnent ou se succèdent, et l'affection procède à la fois de l'une et de l'autre. Mais néanmoins, elles s'observent parfois avec des caractères assez tranchés pour qu'une pareille division soit légitime. Elle est, en tous cas, commode et facilite singulièrement la description d'un tableau clinique des plus complexes.

II. — Avec de pareils symptômes généraux, il est facile de comprendre l'importance capitale qu'aura la recherche minutieuse des manifestations locales de la maladie.

Le plus souvent on se trouvera en présence de tous les signes d'une mastoïdite. L'œdème de la région mastoïdienne sera plus ou moins prononcé et le plus souvent nettement localisé à la mastoïde seule. C'est le signe de Griesinger. Si, au contraire, cet œdème est l'indice d'une périostite sans inflammation des cellules mastoïdiennes ou sans oblitération du sinus, il sera plus diffus, comblera le sillon situé derrière la conque et repoussera le pavillon en avant. Collinet, dans sa thèse, a mis en lumière ces suppurations consécutives aux otites et mastoïdites.

L'exploration de la région est douloureuse, et le maximum de la douleur se fait sentir à la pointe ou au niveau du bord antérieur de l'apophyse. Quelquefois l'infection du sinus latéral se propage à la veine mastoïdienne ; la peau devient tendue et rouge et il peut se collecter un abcès. La pression au point d'émergence de la veine est douloureuse et ces signes pourraient faire croire à une suppuration mastoïdienne, mais d'après Bennett la douleur à la pression siège dans ce cas au niveau du bord postérieur de l'apophyse.

Il est aussi très fréquent de voir la veine jugulaire participer dans une certaine mesure, à l'infection du sinus : la phlébite descend souvent jusqu'à la naissance du tronc thyro-linguo-facial ou même plus bas. Cette extension de la lésion se traduit par une douleur spontanée et à la pression sur le trajet de la veine, et par du gonflement des parties molles. Il est quelquefois possible de percevoir sous le bord antérieur du sterno-mastoïdien, le cordon dur et douloureux, constitué par la veine enflammée ; mais on conçoit que la plus grande prudence est de règle dans cette exploration. A un degré plus avancé, les ganglions voisins s'engorgent, la peau rougit et la suppuration peut même s'établir : c'est alors que l'on observe au maximum la raideur de la nuque et la gêne des mouvements dont nous avons déjà parlé. Les troubles de la circulation veineuse déterminent en outre de l'œdème de la face, des étourdissements et des vertiges. Mais cette phlébite de la veine jugulaire avec tuméfaction des parties voisines ne va pas sans déterminer la compression et partant la névrite des nerfs du trou déchiré postérieur. Du côté du pneumogastrique, Stacke et Kretschmann, Kessel, Beck ont noté de la dyspnée, de la raucité de la voix et du ralentissement du pouls (42 pulsations dans un cas de Kessel) ; Beck rapporte même un cas de mort subite. Wreden attribue à l'altération du spinal, les convulsions du sterno-mastoïdien qu'il a observées chez un de ses malades. Les lésions du glosso-pharyngien entraînent des troubles de la déglutition (Beck) et la paralysie du voile du palais (Ludewig). Beck et Kessel ont même noté la propagation de l'inflammation jusqu'au trou déchiré antérieur, avec déviation de la langue du côté sain par paralysie de l'hypoglosse.

Quelquefois la phlébite de la jugulaire avec participation des ganglions et du tissu conjonctif occupe surtout le triangle maxillo-pharyngien ; elle simule alors une variété anormale de mastoïdite, connue sous le nom de mastoïdite de Bezold. Dans cette forme, l'abcès, au lieu de se collecter dans la région rétroauriculaire, se constitue à la face interne de la pointe, vers la rainure digastrique et remplit le triangle maxillo-pharyngien.

Il est enfin un autre signe que presque tous les observateurs signalent dans la thrombose du sinus latéral : c'est l'œdème de la papille et la névrite optique. Jansen a noté cette névrite dans près de la moitié des cas et d'après cet auteur la lésion serait toujours bilatérale. Pour Pitt elle serait plus fréquente dans les cas où la thrombo-sinusite ne serait pas associée à de la méningite ou à un abcès ; mais Forselles et la plupart des auteurs pensent qu'elle se produit surtout, lorsque la thrombose du sinus est compliquée d'abcès extra dure-mérien.

M. Valude tout récemment encore vient d'insister sur l'utilité de l'examen ophthalmoscopique dans le diagnostic des complications cérébrales ; la constatation d'une névrite optique est un signe certain et quelquefois très précoce de l'extension endocrânienne d'une lésion de voisinage. Ce moyen d'investigation ne permet malheureusement pas de déterminer avec certitude la nature de cette complication ; mais l'attention sera mise en éveil et les symptômes concomitants feront faire le diagnostic. Cette névrite se manifeste tantôt par de la papillite par stase, tantôt par de la papillite simple.

Dans le premier type, la papille apparaît saillante au-dessus des parties circonvoisines de la rétine, et revêt l'aspect d'un bouton strié de rouge et de blanc ; les vaisseaux flexueux à son niveau reprennent leur plan normal à la limite de la papille en formant une sorte de crochet qui justifie pleinement le nom de papille étranglée, sous lequel on désigne cet aspect très particulier.

Dans la papillite simple, il n'y a plus de saillie de la papille, mais les contours en sont flous et même effacés ; les vaisseaux, les artères au moins, ne sont ni flexueux ni turgescents.

Pooley, de New-York, fait observer à ce sujet que la névrite est plus marquée du côté de la lésion, indication fort précieuse en cas d'otorrhée double déterminant des accidents cérébraux, sans manifestations locales. Peut être que si cet examen avait été pratiqué chez un malade dont M. Lubet-Barbon a eu l'extrême obligeance de nous raconter l'histoire, l'incertitude n'aurait pas été aussi grande. Il s'agissait d'un enfant atteint d'otorrhée double qui présenta des phénomènes pyohémiques sans qu'il fût possible de déterminer de quel côté la lésion s'était propagée aux sinus ; l'embarras persista aussi grand pendant 15 jours et enfin le malade fut opéré mais sur des indices extraordinairement fugaces et légers.

On a noté aussi parmi les troubles de la vision, un nystagmus binoculaire se produisant surtout lorsque le regard se porte du côté opposé à l'oreille malade. Mais d'après Jansen, ce signe serait surtout causé par la participation à l'inflammation du labyrinthe ou de l'arachnoïde.

Nous venons de passer en revue une série de signes objectifs qui permettront, dans la plupart des cas, de localiser la lésion dans le sinus latéral, et la certitude sera presque complète, si l'on a soin de se rappeler tout ce que nous avons dit sur le siège et la nature des infections primitives qui peuvent déterminer la thrombose de ce sinus. Les sinus *pétreux supérieur et inférieur* sont très rarement infectés isolément. Le plus souvent, la lésion les envahit secondairement à la suite de la phlébite du sinus latéral, ou du sinus caverneux. On a cependant voulu noter quelques symptômes spéciaux : l'épistaxis, le gonflement des veines s'étendant de la fontanelle antérieure aux tempes, l'épilepsie, un engorgement des vaisseaux orbitaires, la vision faible, la photophobie et des troubles du côté des muscles de l'œil. Mais ces caractères sont purement théoriques, et de même que l'origine de leur inflammation dépend de celle des sinus latéral et caverneux, de même leur symptomatologie sera confondue avec celle de ces mêmes sinus.

Il ne faut cependant pas être trop exclusif, car il arrive quelquefois que pendant l'évolution d'une otite moyenne, la propagation, au lieu de se faire du côté des cellules mastoïdiennes, s'attaque surtout aux parois de la caisse. Il peut en résulter une ostéite de la paroi supérieure qui est la plus mince, et l'infection directe du sinus pétreux. Mais ces faits sont réellement exceptionnels et pratiquement on peut ne pas en tenir compte.

Abordons maintenant l'étude des phénomènes locaux qui se manifestent au cours de la thrombo-phlébite des *sinus caverneux*. Quelquefois, ce sont les symptômes cérébraux qui débutent, mais avec une allure un peu spéciale. C'est une céphalalgie plus ou moins intense le plus souvent localisée à la tempe ; c'est une névralgie limitée au filet sus-orbitaire ou au nerf nasal externe. Puis apparaissent rapidement les phénomènes orbitaires réellement caractérisques.

Nous avons vu que la phlébite de ces sinus survenait surtout à la suite d'une lésion inflammatoire ou traumatique de la face, d'une suppuration des sinus frontaux, sphénoïdaux, ethmoïdaux et maxillaires, ou d'une affection de la bouche, des dents, du pharynx, de l'amygdale ou du voile du palais. Nous avons vu aussi que, dans ce dernier ordre de faits, la propagation au sinus se faisant par une voie détournée, pouvait passer inaperçue ; c'est alors que les phénomènes généraux attirent les premiers l'attention. Dans d'autres cas, on observera le plus souvent une phlébite de la veine faciale ; on notera alors de l'œdème de la face, du gonflement érysipélateux des joues et des paupières, s'accompagnant du développement de petites vésicules ; puis, enfin, l'infection gagnant de proche en proche, le territoire de la veine ophthalmique est à son tour intéressé et le sinus caverneux ne tarde pas à être envahi.

Les troubles sont sous la dépendance de deux ordres de lésions bien distinctes : les uns résultent de l'obstruction de la circulation veineuse en retour, les autres sont dûs à la compression nerveuse.

Les premiers sont surtout causés par la phlébite de la veine ophthalmique et des veines orbitaires. Ce sont l'œdème des paupières, l'exophthalmie et le chémosis. L'exophthalmie est le seul de ces signes sur lequel nous croyons utile d'insister ; elle peut être produite par deux mécanismes différents ; ou bien ce phénomène est dû à l'induration du tissu cellulaire du fond de l'orbite, et à l'œdème qui résulte de l'oblitération veineuse ; ou bien, suivant quelques auteurs, il dépendrait de la paralysie des muscles externes de l'œil que nous allons étudier dans un instant. Mais nous admettrons plus volontiers avec Lancial la première de ces explications, car, malgré l'exophthalmie, les mouvements du globe oculaire sont quelquefois conservés.

Le deuxième groupe de faits est, pour ainsi dire, pathognomonique de la thrombo-phlébite du sinus caverneux. On sait, en effet, que le nerf moteur oculaire externe traverse ce même sinus et que dans sa paroi externe sont contenus le moteur oculaire commun, le pathétique et la branche ophthalmique du trijumeau. Il devient alors facile de comprendre que la phlébite du sinus ait un retentissement fatal sur ces nerfs, et c'est ainsi que l'on observe du ptosis de la paupière supérieure, du strabisme, la paralysie des muscles moteurs de l'œil et la paralysie de la pupille. Le moteur oculaire externe est en général le premier atteint, et sa lésion détermine du strabisme interne. La névrite du moteur oculaire commun produit la chute de la paupière supérieure, des modifications pupillaires, des troubles de l'accomodation et du strabisme externe. Quelques auteurs (de Lapersonne, Knapp) ont cité des cas de paralysie complète de tous les muscles, sur lesquels Coupland s'est appuyé pour édifier la théorie paralytique de l'exophthalmie.

Les modifications de la pupille sont des plus variables ; c'est d'abord un rétrécissement marqué qui fait ensuite place à une dilatation parfois exagérée ; dans d'autres cas, l'iris est, dès le début, rétracté, mais il est le plus souvent dilaté. Dans tous les cas il est paresseux et l'accomodation se fait mal. La névrite de la branche ophthalmique de Willis détermine la névralgie du nerf sus-orbitaire, de l'épiphora, de la photophobie et des troubles trophiques de la cornée (opacité et ulcérations).

Nous devons ajouter que, si ces troubles oculo-moteurs indiquent presque à coup sûr une inflammation du sinus caverneux, on peut exceptionnellement les rencontrer au cours d'une méningite de la base.

Il ne faudra pas non plus négliger l'examen ophthalmoscopique du fond de l'œil, comme nous l'avons indiqué dans le paragraphe précédent. Festal a cependant montré que la veine centrale de la rétine, avant de se jeter dans le sinus caverneux, s'anastomosait avec des veines voisines, et que cette circulation collatérale empêchait de se produire, dans tous les cas de thrombo-phlébite caverneuse, les troubles rétiniens que nous avons déjà étudiés.

Un fait des plus remarquables à noter est la participation rapide de l'orbite saine à tous ces troubles. Dans l'espace d'une nuit ou même de quelques heures, les signes unilatéraux deviennent bilatéraux ; il y a d'abord double chémosis, puis exophthalmie et œdème des paupières, lorsque toutefois il est permis de constater la formation successive de ces différents symptômes qui peuvent apparaître tous à la fois. Cette extension de la lésion s'explique suffisamment par ce fait que les deux sinus caverneux sont largement unis l'un à l'autre par le sinus coronaire.

Lebert avait aussi remarqué quelquefois la diminution des

troubles d'un côté, à mesure qu'ils prenaient de l'importance du côté opposé, et il avait voulu en faire un signe distinctif de la thrombose proprement dite et de la phlébite, disant que cette dernière se manifestait par des signes d'une grande stabilité. Si cette distinction n'est plus de mise aujourd'hui, il faut au moins retenir la constatation du fait au point de vue clinique.

La thrombo-phlébite du *sinus longitudinal supérieur* a paru se manifester dans quelques cas par un certain nombre de phénomènes d'un caractère spécial. C'est ainsi qu'on a décrit comme appartenant en propre à cette variété, des épistaxis abondantes et souvent répétées, des convulsions et des pertes de connaissance, et surtout l'œdème des régions pariétales s'étendant depuis la fontanelle antérieure jusqu'à l'occiput. Mais ces signes sont loin d'avoir une valeur absolue. Cependant M. Lermoyez, dans une communication récente à la société d'étologie et de laryngologie (12 novembre 1897) décrit un nouveau symptôme observé chez un malade où la phlébite du sinus latéral s'était propagé au sinus longitudinal : c'est la dilatation des veines du cuir chevelu. Dans ce cas, « cette dilation, qui, naturellement, ne s'appréciait bien que sur la tête complètement rasée pour l'acte opératoire, affectait toutes les veines superficielles du crâne, aussi bien à droite qu'à gauche, et formait une sorte de Méduse semblable à celle que présente la peau de l'abdomen chez les vieux cirrhotiques ».

M. Lermoyez donne une importance telle à ce signe, qu'il en fait une contre-indication absolue à toute intervention opératoire, car il est l'indice de la diffusion des lésions à une région étendue, lorsqu'il survient au cours d'une phlébite du sinus latéral comme dans le cas précédent.

CHAPITRE V

Evolution. — Pronostic.

Bien rarement le tableau clinique de la thrombo-sinusite se présente au complet, et c'est quelquefois un seul de tous ces signes qui, bien interprété, éclairera le médecin sur la nature exacte de l'affection. Nous avons décrit des formes cliniques nettement distinctes, nous avons groupé, un peu trop schématiquement peut-être, les divers symptômes notés dans un très grand nombre d'observations, mais il faut bien savoir qu'une pareille description est forcément théorique.

Les formes se mêlent, les symptômes varient, avec chaque cas, dans leur intensité, dans l'époque de leur apparition et dans leur signification, en sorte qu'il est fort malaisé de décrire l'évolution de la maladie d'une façon précise. Cependant le clinicien est guidé par quelques points de repère principaux qui lui permettent, dans les grandes lignes au moins, d'en suivre les diverses phases déterminées par la nature et l'extension de la lésion.

Le plus souvent, nous l'avons vu, c'est une céphalalgie intense qui marque le début de la thrombo-phlébite des sinus avec état cérébral plus ou moins marqué, puis surviennent des signes de pyohémie qui peu à peu augmentent d'intensité : la phlébite s'étend à la veine jugulaire avec tout son cortège de symptômes ; des embolies septiques transportent l'infection dans tout l'organisme et en même temps la lésion initiale s'étend de proche en proche, envahit les sinus voisins, se propage aux méninges et à l'encéphale. L'état général s'aggrave de plus en plus, et la mort survient dans le collapsus, qui succède quelquefois brusquement à un violent état d'excitation.

Mais il nous faut revenir sur cette septicémie d'origine otique.

Les localisations à distance de l'infection frappent surtout les articulations qui deviennent douloureuses, se gonflent, rougissent, et suppurent si la marche de la pyémie n'est pas enrayée. Souvent aussi il se développe des abcès métastatiques dans les poumons, avec crachats hémoptoïques, souffle et râles de broncho-pneumonie. Les viscères abdominaux sont plus rarement atteints, mais on a observé cependant des abcès du foie, de la rate et des reins ; la suppuration se localise parfois dans le tissu cellulaire et les muscles, et les collections purulentes de la fesse et du mollet sont assez souvent signalées.

Avec Hessler, beaucoup d'auteurs ont remarqué que dans bien des cas, ces métastases ne sont pas une complication mortelle, et que fort souvent elles guérissent après incision ou même par résolution. Parfois, au contraire, elles s'accompagnent de frissons répétés, de grandes oscillations thermiques et entraînent rapidement la mort ; telles sont les complications pulmonaires. Frappés de ces différences très grandes dans l'évolution d'une même maladie, les auteurs ont cherché à donner une explication pathogénique de ces faits. Jusqu'à une époque peu éloignée on considérait le syndrome pyémique comme lié à la phlébite des sinus, et surtout du sinus latéral ; mais à côté de cette forme toujours grave, on a admis une variété de septicémie d'origine otitique se produisant sans qu'il y ait thrombose des sinus. Körner fut un des premiers défenseurs de cette théorie, avec Brieger, Hessler et beaucoup d'autres qui ont reconnu à cette forme un caractère de bénignité remarquable, car elle guérirait spontanément dans la plupart des cas.

Körner croit que cette pyémie serait due à de petites phlébites osseuses qui faciliteraient le passage dans la circulation des germes infectieux. Hessler admet que ces veines osseuses enflammées jettent de petits thrombus dans le sinus qui sont ensuite emportés dans la circulation. Brieger pense que la production de ces phlébites n'est pas nécessaire et que les agents pathogènes passent simplement du foyer de suppuration dans la masse sanguine. En tout cas, ces auteurs s'appuient sur ce fait que l'on n'a pas trouvé de thrombus chez des malades présentant des signes non douteux de pyohémie, soit à l'autopsie, soit plus souvent pendant l'opération, puisque souvent ces phénomènes ne sont pas graves.

Leutert n'admet pas cette division : pour lui, il n'y a pas de pyémie otitique sans phlébite sinusienne. Seulement la phlébite n'est pas toujours oblitérante ; elle peut être simplement pariétale et consister dans la formation, à la face interne de la paroi vasculaire, d'une couche de caillots ne remplissant pas complètement le calibre du vaisseau. D'autre part, la thrombophlébite peut se développer non dans le sinus latéral, mais dans le golfe de la veine jugulaire, où l'on n'a pas su la découvrir. Une conséquence des plus importantes découle de cette conception : c'est que la ponction exploratrice du sinus n'aurait aucune valeur, car on peut en retirer du sang pur, alors que la paroi est déjà envahie par l'infection. Quant aux différences très nettes, mises en évidence par Körner, entre les métastases, dans les deux variétés de pyémie admises par lui, Leutert les explique de la façon suivante :

Dans les formes chroniques, où la virulence des germes infectieux est plus faible, et où par conséquent la thrombose oblitérante a pu se produire, l'extrémité du caillot battue par le courant sanguin se désagrège et détermine de grosses embolies pulmonaires d'une gravité extrême.

Au contraire, dans les cas aigus où la virulence des agents pathogènes est exaltée, les manifestations à distance se produisent avant l'oblitération complète du sinus ; les caillots formés sur sa paroi interne, polis par le courant circulatoire, ne se laissent pas fragmenter ; donc pas de grosses embolies ni d'infarctus ; mais cela n'empêche pas les germes infectants de passer dans le sang et d'aller déterminer au loin des épanchements articulaires ou autres.

Heiman, de Varsovie, réfute ces assertions de Leutert, et pense que si l'on ne trouve pas de caillot c'est qu'il n'existe pas ; il n'admet pas non plus que les formes bénigne ou grave de pyohémie coïncident avec les formes aiguës ou chroniques de l'affection.

Cependant cet auteur reconnaît, cliniquement au moins, les deux variétés de pyohémies, mais prétend que la forme avec thrombose découle le plus souvent de la forme sans thrombose. Les deux formes surgissent si les foyers infectieux de l'oreille ne sont pas enlevés à temps, ou si les conditions d'absorption de ces matières ne sont pas modifiées.

Quant à la marche peu redoutable de la pyohémie sans thrombose, Heiman l'explique ainsi : dans cette forme d'infection, il pénètre dans le sang, soit par la paroi des vaisseaux, soit par le sinus, des microbes qui se dispersent dans le sang avec leurs toxines ; le sérum sanguin, grâce à ses propriétés bactéricides lutte avec succès d'abord, puis peu à peu sa force de résistance est dépassée, et il se dépose en différents endroits des colonies microbiennes qui vont former des abcès.

Dans la pyohémie avec thrombose, les microbes trouvent immédiatement dans le caillot un milieu où ils se développent avec activité, en sorte que, lorsqu'il s'en détache une parcelle, l'organisme doit lutter et contre les toxines disséminées comme dans la forme précédente, et contre le renfort qui leur vient de l'embolie septique.

A côté de ces formes ordinaires de septicémie, Brieger croit qu'il faut réserver un cadre spécial pour une autre forme d'infection décrite par Unverricht, sous le nom de *dermato-myosotis*, et déjà rencontrée par Fränckel et Schwabach dans le cours de certaines otorrhées. Dans ces cas on observe, outre les phénomènes ordinaires de pyohémie, une rougeur érysipélateuse de la peau plus ou moins localisée avec infiltration du tissu cellulaire sous-cutané et des masses musculaires accompagnée d'épanchements articulaires. Chez le malade de Brieger l'éruption cutanée occupait la région antérieure des avant-bras, et les articulations du genou présentaient un épanchement assez considérable ; la mort survint au bout de quatorze jours et l'examen de la peau et des muscles y révéla les lésions ordinaires de dermato-myosite, à savoir : infiltration gélatiniforme, avec épanchements sanguins, mais sans suppuration.

Ce long exposé de la septico-pyohémie d'origine otitique nous a paru nécessaire, car tous les jours elle suscite de nouvelles discussions, et bien des points, comme on le voit, ne sont pas encore élucidés. Mais ce qui nous importe le plus, c'est qu'au point de vue clinique il y a bien réellement une forme grave, avec foyers pulmonaires, presque toujours mortelle, à côté d'une variété le plus souvent bénigne malgré la formation simultanée ou successive de nombreux abcès métastiques. Du reste, l'étude bactériologique de ces pyohémies est fort peu avancée, et il est

probable que la connaissance plus exacte des variétés microbiennes en jeu éclairera d'un jour tout nouveau ces points si
obscurs.

Dans la forme typhoïde, qui, en somme répond à une forme
atténuée, l'évolution est assez lente, et la mort ne survient
qu'après deux et quelquefois trois septennaires. Mais là encore,
il est exceptionnel qu'au cours d'un tableau clinique rappelant
la dothiémentérie, il ne survienne brusquement un accident
grave qui hâte le dénouement, en même temps qu'il éclaire le
diagnostic.

Dans les cas de forme méningée, l'affection revêt dès le début
un caractère exceptionnel de gravité et la mort survient en 4 à
8 jours.

Ce que nous avons dit jusqu'ici nous dispense d'insister sur
la gravité du pronostic ; mais heureusement, la terminaison n'est
pas toujours fatale, surtout depuis que les chirurgiens se sont
efforcés de poser des indications opératoires précises.

Et d'abord, la thrombo-sinusite abandonnée à elle-même
peut-elle guérir ? Les avis à ce sujet sont assez partagés.

La terminaison normale pour quelques-uns est la mort, et
leur pessimisme est surtout basé sur ce fait que, dans les cas
de guérison observés, il n'est nullement démontré que le sinus
ait été intéressé. Et comment, en effet, ne pas être sceptique,
en lisant par exemple l'observation communiquée par Furet à
la société de laryngologie. La malade, au cours d'une otite
gauche ancienne, fit une poussée du côté droit et présenta brusquement un état cérébral marqué avec un demi-coma, de la
température et une céphalalgie intense. Le lendemain tout était
rentré dans l'ordre et l'on s'aperçut qu'il s'agissait de troubles
hystériques. Abbe dans un travail à la société de chirurgie de
New-York, rappelle des observations analogues de Kinnicut,
Hamilton, Pavy. Byrom-Bramwell n'a-t-il pas trépané une malade
urémique atteinte de troubles cérébraux, coïncidant avec une
otorrhée ? Ces quelques exemples montrent combien une erreur
est facile, et combien il faut être prudent dans l'interprétation
de ces exemples de guérison. La même objection peut être faite
aux cas de Chauvel (*Soc. chir.* 1892), car rien ne prouve à la
lecture de ces observations, qu'il y ait eu thrombose des sinus.

Les observations de Wreden et de Stacke sont plus probantes.

Ous. XIV. — Wreden (*Zeitchr. f. Ohrenh.*, 1873-74, t. III, fasc. 2, p. 97). Jeune homme de 15 ans, atteint depuis plusieurs mois de catarrhe des deux oreilles. Exposé pendant une nuit d'ébriété au froid humide, il ressentit le lendemain de violentes douleurs du côté de l'oreille droite. Tuméfaction douloureuse de la mastoïde et amélioration en un mois. Puis quelques jours après, à l'occasion d'une promenade : frisson, vomissements, maux de tête et gonflement de la moitié droite de la nuque ; fièvre violente, face bouffie, pouls 120. Yeux normaux ; jugulaires externes très dilatées. Le lendemain : délire, vomissements, frissons. Epistaxis, convulsions épileptiformes ; perte de connaissance. Le surlendemain même état et perte de la vision à gauche pendant une heure. Puis survient un érysipèle de la joue droite qui s'étend au front et à la tempe. Foie et rate très hypertrophiés. Dyspnée intense, diminution de la sensibilité des membres inférieurs. A partir de ce moment, l'état s'améliore, et 13 jours après la rechute, le malade peut se lever.

Ous. XV. — Stacke (*Archie. f. Ohrenheilk*, 1884, XX, p. 282, in Lanciai). — M..., 16 ans, entre à la clinique le 1ᵉʳ mai 1883. Depuis l'enfance, écoulement de l'oreille droite. Depuis 5 jours, céphalalgie violente, fièvre, frissons, douleurs à la partie postérieure de la mastoïde œdématiée.

Ablation d'un polype oblitérant le conduit auditif externe. Frissons répétés. Thrombose manifeste de la jugulaire interne.

Le 12 mai, incision d'un abcès mastoïdien qui s'est collecté : pus fétide. L'os est dénudé et rugueux, avec une perte de substance. Curage de cet abcès. T. 39 à 40 les jours suivants.

A partir du 19, plus de fièvre. Disparition lente du cordon douloureux sur le trajet de la jugulaire. Curettage de nouvelles granulations du conduit auditif qui sont dues à une petite fistule osseuse. Lavages fréquents du conduit ; l'eau ressort par la plaie.

Le malade revu le 12 décembre avait encore un écoulement de l'oreille droite.

Du reste Griesinger et Zaufal ont fourni la preuve matérielle, indéniable de la guérison spontanée des thrombo-phlébites des sinus ; ces auteurs, à l'autopsie de sujets ayant présenté autrefois des accidents cérébraux graves au cours d'une otite, ont trouvé le sinus latéral oblitéré par des caillots anciens et devenus fibreux. Mais ces faits sont très peu nombreux, et le pronostic de la thrombose des sinus abandonnée à elle-même ou du moins traitée par des moyens insuffisants reste des plus sombres.

Mais nous sommes maintenant loin d'être désarmés contre cette terrible affection, et nous verrons bientôt dans quelle mesure il est possible de lutter contre elle.

La gravité du pronostic dépend, du reste, de plusieurs facteurs ; la phlébite du sinus latéral est beaucoup moins redoutable que celle du sinus caverneux, car l'une est accessible à la chirurgie, l'autre ne l'est pas. Il serait enfin puéril d'insister sur l'étendue de la thrombose ; il est évident qu'une phlébite bien localisée guérira plus facilement que si l'inflammation est généralisée à une étendue plus considérable des canaux veineux.

CHAPITRE VI

Diagnostic.

Au cours de la description des symptômes, nous avons montré combien dans certains cas le diagnostic avec une infection générale est difficile à établir ; nous avons vu qu'on pouvait confondre cette affection avec une fièvre typhoïde ou de l'impaludisme. Nous ne reviendrons pas sur ces faits ; il nous parait suffisant de les signaler ; la thrombose des sinus est maintenant assez connue pour qu'on doive y songer, en présence d'un état général grave et dont la cause n'est pas évidente. Le soupçon seul de cette affection la fera le plus souvent découvrir : on examinera plus minutieusement l'oreille, on recherchera avec plus de soin dans l'histoire de la maladie, l'existence d'une lésion de la bouche et du pharynx, des dents et de l'amygdale. On s'assurera qu'il n'existe pas de suppuration des sinus maxillaire, frontal, ethmoïdal ou sphénoïdal ; on explorera la région orbitaire, et bien rarement un examen aussi approfondi permettra une grossière erreur de diagnostic. Il pourra sembler quelquefois qu'il existe une disproportion trop grande entre les phénomènes observés et la lésion constatée pour conclure d'emblée à la filiation des accidents ; mais l'attention sera éveillée dans ce sens, et il sera alors possible d'attribuer à chaque signe toute sa valeur ; et un fait en apparence peu important pourra dans de telles conditions entraîner la certitude.

D'autres fois, l'attention est directement appelée sur une lésion dont la gravité, concernant l'apparition ultérieure d'une trombo-sinusite, est bien connue : c'est une poussée aiguë au cours d'une otite chronique, c'est la suppuration d'une des cavités du crâne, ou bien une lésion inflammatoire de la face qui parait déjà s'être propagée au territoire de la veine ophthalmique. Ici encore l'embarras pourra être grand pour savoir s'il sera suffisant d'ouvrir l'abcès, de trépaner l'antre d'Highmore ou le sinus frontal, et de faire la paracentèse du tympan.

Nous avons déjà rapporté des faits où des phénomènes hystériques survenus au cours d'une de ces lésions avaient pu faire penser à l'existence d'une complication cérébrale, alors que la cessation rapide des accidents avaient montré qu'il n'en était rien. Nous ne reviendrons pas sur ce point spécial. Mais souvent, au cours d'une otite moyenne, il survient des accidents cérébraux : excitation, délire, mouvements convulsifs qui, joints aux frissons et à la température existant déjà du fait de la suppuration, font songer à la possibilité d'une complication cérébrale, alors qu'il s'agit simplement de phénomènes réflexes, de pseudo-méningite ou, pour employer l'expression maintenant consacrée, de méningisme. C'est alors qu'il faut pousser fort loin l'examen du malade. Bennet, dans une leçon sur le traitement et le diagnostic des thromboses du sinus latéral, a résumé en une sorte de tableau quelques caractères différentiels entre les signes d'une suppuration de la mastoïde et ceux de la thrombo-sinusite. Dans la mastoïdite simple, l'écoulement qui a pu cesser au début de la poussée aiguë reparaît ensuite, ce qui n'arrive pas quand le sinus est intéressé. Dans le premier cas, la douleur à la pression a son maximum au centre de la mastoïde et en arrière de cette apophyse dans le second cas ; cette différence de localisation est la même pour la tuméfaction et l'œdème. Le pouls, rapide et fort dans la mastoïdite, est plus lent et plus dépressible dans la thrombose ; la photophobie existe toujours au début de la phlébite pour disparaître ensuite par indifférence à la lumière, tandis que dans la suppuration mastoïdienne elle peut manquer ou persister plus longtemps ; la névrite optique ne se rencontre jamais dans la mastoïdite, et ici le malade est plus irritable que dans la thrombo-sinusite, où l'on observe toujours du délire violent auquel succède plus ou moins rapidement l'affaissement et le coma.

Du reste, dans ces cas douteux, il ne faut pas attendre qu'un phénomène irrémédiable vienne confirmer le diagnostic, car nous ne croyons pas au danger d'une intervention précoce, qui, nous le verrons plus loin, peut être limitée suivant les indications fournies par l'état des lésions que l'on rencontre. Brieger s'élève cependant contre cette pratique qui, pour lui, ouvrirait des voies multiples à l'infection, et il cite à l'appui de son opinion des cas où la trépanation de la mastoïde pratiquée sans indications suffisantes semble donner le signal des premières manifestations pyémiques.

L'un des principaux symptômes de thrombose du sinus caverneux, l'exophthalmie, se rencontre également dans presque tous les cas de tumeur de l'orbite. Mais son apparition rapide, accompagnée de fièvre et de troubles cérébraux, caractérise suffisamment la phlébite du sinus, et nous n'y insisterions pas, si nous n'avions relevé un cas de Hulke où la thrombose fut prise pour un anévrysme; le sinus caverneux tuméfié comprimait l'artère carotide interne contre le sphénoïde, et il est probable que cet os servait de conducteur aux bruits perçus pendant la vie et qui avaient été cause de l'erreur.

Obs. XVI. Hulke (*Ophth. hosp. Reports*, 1859, p. 6 et *in* Lancial). — Femme de 40 ans, entrée le 19 février. Cinq mois avant, coup de poing sur le côté gauche de la tête. Le lendemain douleurs dans la tempe gauche à 1 centimètre en avant de l'oreille, augmentées par les mouvements. Au bout de 15 jours, la douleur était remplacée par la perception d'un bruit de machine à vapeur. Ce bruit était constant et s'accroissait avec la rapidité des battements du cœur. Il fut même perçu par le mari trois semaines après l'accident. Puis la vue s'est troublée et quinze jours avant son entrée l'œil gauche était projeté en avant.

A son entrée. Exophthalmie gauche avec congestion de l'œil, pupille dilatée mais active ; lecture impossible. Dilatation de la veine augulaire. On perçoit un bruit sibilant sur le côté gauche de la tête surtout en avant et au-dessus de l'oreille, isochrône aux pulsations cardiaques. On l'entend aussi sur le trajet des vaisseaux du cou, jusqu'à la carotide primitive. Pulsations du globe oculaire perceptibles au doigt, et bruit intense si on place un sthétoscope sur le globe oculaire. On diagnostique anévrysme de l'orbite et le 27 février on fait la ligature de la carotide primitive. Légère amélioration des bruits perçus et de la vision, l'exophthalmie diminue légèrement. Mais, peu à peu, l'état s'aggrave, il survient quelques hémorrhagies par la plaie et la malade meurt le 17.

A l'autopsie, aucune trace d'anévrysme. Les sinus caverneux, circulaire et transverse sont remplis de caillots purulents qui se prolongent jusque dans le sinus pétreux supérieur.

Dans certains cas, et ils sont nombreux, le diagnostic d'une complication endo-crânienne s'impose, mais il est fort difficile d'affirmer la nature exacte de cette complication. Est-on en présence d'un abcès extra-méningé, d'une méningite ou d'un abcès du cerveau ? Ces diverses manifestations endocrâniennes présentent beaucoup de points de ressemblance et il est extrêmement important de préciser leur symptomatologie.

L'abcès extra-dure-mérien, coïncide souvent, nous l'avons vu, avec la thrombose des sinus, et il est alors presque impossible de faire la part de l'une ou l'autre de ces lésions. Mais dans ces cas, l'abcès est petit, ses signes sont masqués par ceux de la phlébite, et du reste ils sont l'un et l'autre passibles de la même intervention. Parfois l'abcès extra-dural existe indépendamment de toute phlébite, et il peut même siéger loin d'un sinus. C'est alors qu'il importe d'en faire le diagnostic. La céphalalgie plus violente encore que dans la thrombo-sinusite aura son maximum en rapport avec le siège de l'abcès et, fait important, la névrite optique surviendra rapidement et avec une grande intensité. Mais il faut distinguer plusieurs cas :

1° *L'abcès est d'origine mastoïdienne.* — Il y a opposition entre les symptômes subjectifs qui sont très marqués et les signes d'inflammation de l'apophyse qui sont peu intenses ; dans ce cas, on doit en effet penser que la lésion aura surtout progressé vers l'encéphale et qu'elle aura déterminé une collection entre la table interne et la dure-mère. C'est ainsi qu'avec peu de douleur à l'exploration de la mastoïde, coïncidant avec l'absence de rougeur et de l'œdème de cette région, on observera une céphalalgie violente, des vertiges et une sensation d'oscillation de la tête pendant le décubitus très particulière.

2° *L'abcès est dans la fosse temporale, sur les faces supérieure du rocher et interne de l'écaille du temporal, à la suite d'une perforation de la caisse.* — Le diagnostic est encore plus délicat, car l'exploration ne détermine même parfois aucune douleur. La céphalalgie est cependant intense, avec convulsions partielles ou généralisées et obnubilation intellectuelle. Il existe de l'œdème de la partie supérieure du sillon rétro-auriculaire, ou un peu de gonflement au-dessus du pavillon de l'oreille. Mais le diagnostic n'est souvent possible que si l'abcès, continuant à évoluer, perfore le temporal et donne lieu à une suppu-

ration des parties molles. Cette perforation se fait le plus ordinairement à 10 ou 15 millimètres au-dessus et en arrière du
conduit auditif, point le plus mince de l'écaille.

3° *L'abcès siège en un point variable avec la cause qui lui a
donné naissance.* — L'exploration fait alors découvrir un point
douloureux correspondant, et à l'encontre de l'opinion de
Körner, on observera des phénomènes de compression, dans le
cas où les circonvolutions motrices seraient en rapport avec la
collection, se traduisant par de l'épilepsie jaksonienne plus ou
moins localisée. Tuffier a rapporté un cas de monoplégie bra-
chiale par un abcès extra dure-mérien situé au niveau de la
partie moyenne de la zone motrice.

Lorsque l'infection s'est propagée jusqu'aux méninges, l'agi
tation est des plus prononcées, le visage contracté, les yeux
fermés par crainte de la lumière ; le malade, toujours en mouvement dans son lit, pousse des cris aigus. Ce tableau clinique
est souvent des plus difficiles à distinguer de celui qu'on observe
dans la thrombose des sinus à forme méningée. Il y a toutefois
quelques signes assez différents. L'excitation cérébrale et l'atti-
tude spéciale en chien de fusil sont plus marquées dans la méningite ; la céphalalgie, crânio-hémifaciale dans la phlébite, se
généralise plus rapidement dans la méningite. Il ne faut pas
oublier non plus que cette dernière complication est plus fréquente chez les enfants. Wredren insiste beaucoup sur les caractères de la fièvre : dès le début, la température s'élève brusquement à 39° ou 40° avec un grand frisson dans la thrombose,
alors qu'elle n'atteindrait ce chiffre qu'au bout de deux ou trois
jours dans la méningite, où elle se maintiendrait en un plateau
presque continu ; dans la phlébite, au contraire, il y aurait le
plus souvent de grandes oscillations. Dans la suppuration des
méninges, le pouls est petit, irrégulier, et souvent en désaccord
avec la température ; la respiration y revêt fréquemment le type
de Cheyne-Stokes. Enfin, dans la méningite, les signes locaux
de stase veineuse et les accidents pyohémiques feront défaut.

La symptomatologie d'un abcès cérébral est plus nette et le
plus souvent on en déterminera l'existence avec certitude.

Le début en est beaucoup plus lent, et marqué à peine par du
malaise, quelques petits frissons et des vomissements. On cite

même de curieux exemples où l'abcès, ayant évolué sans attirer l'attention, a déterminé la mort subite par la rupture de sa coque. Le malade est anéanti, et indifférent ; couché sur le côté il ne demande rien et répond avec incohérence ; lorsqu'il y a du délire, il est doux et tranquille. La céphalalgie est ordinairement plus vive pendant la nuit ; elle est frontale ou occipitale suivant le siège de l'abcès, mais toujours profonde, térébrante ou constrictive et exagérée par le moindre mouvement ; elle s'accompagne souvent de troubles subjectifs de l'ouïe : le malade croit entendre un bruit de soufflet, un bruit de jet d'eau. La région cervicale est comme ankylosée : et si le malade peut encore lever légèrement le menton, il ne peut fléchir la tête sur la poitrine ; les muscles postérieurs du cou forment des cordons qu'on voit se dessiner sous la peau. Le pouls se ralentit et tombe à 50, 40 et même 30 pulsations s'il n'y a pas de fièvre, et si la température s'élève les pulsations n'augmentent pas en proportion. La névrite optique avec grosse papille se rencontre plutôt dans la thrombo-sinusite. Ici il y a simplement dilatation des veines papillaires avec un peu d'hypérémie des capillaires. Enfin et surtout les phénomènes de compression auront une grande importance tant pour le diagnostic de la lésion que pour sa localisation. Il y aura de l'aphasie, de l'agraphie avec tous leurs caractères spéciaux que nous ne pouvons décrire ici, du défaut de convergence des deux globes oculaires et du nystagmus que nous avons vu être l'exception dans la thrombose des sinus. Les troubles moteurs sont peu accusés : c'est plutôt de la parésie des membres et de la face dans les cas d'abcès temporaux. Les abcès occipitaux produiront une hémianopsie des plus marquées.

Dans les abcès cérébelleux qui compliquent si souvent une thrombose du sinus latéral la démarche est chancelante ; on observe des vertiges, la déviation conjuguée de la tête et des yeux du côté opposé à la lésion (Acland et Ballance) et du côté de la lésion, une paralysie des membres, motrice, incomplète, avec de la rigidité et une exagération des réflexes. Le décubitus latéral sur le côté opposé à la lésion serait fréquent (Rivière).

Quant au diagnostic de la localisation de l'infection à tel ou tel sinus, il nous suffira de rappeler que nous avons traité ce point spécial en étudiant les signes locaux de la phlébite des sinus.

En tenant compte de tout ce que nous avons dit à ce sujet, et en s'appuyant sur les notions étiologiques et pathogéniques que nous avons exposées, on arrivera à une certitude à peu près complète. Quoi qu'il en soit, et on ne saurait assez le redire, en présence d'une affection capable de produire une complication cérébrale, il faut surtout ne pas méconnaître cette dernière ; le diagnostic exact passe au second plan, et ne pourra souvent être fait avec certitude qu'au cours de l'acte opératoire. C'est là un principe capital, car il vaut mieux trépaner pour une méningite que s'abstenir en présence d'une thrombose du sinus latéral.

CHAPITRE VII

Traitement.

I. **Thrombose du sinus latéral.** — La fréquence beaucoup
plus grande des thrombo-sinusites d'origine otitique explique
que le traitement de cette variété ait surtout attiré l'attention des
chirurgiens. La plupart des travaux de ces dernières années s'y
rapportent, et les résultats obtenus sont si encourageants, que
chaque jour apporte de nouvelles observations et de nouveaux
succès.

Ce que nous avons dit dans les différents chapitres qui pré-
cèdent, montre assez la gravité exceptionnelle de cette affection
abandonnée à son évolution naturelle. Nous avons vu, en outre,
que, si le diagnostic est souvent difficile, il est exagéré de dire
avec Rohden et Kretschmann qu'il n'est possible qu'en présence de
manifestations métastatiques articulaires, et qu'alors l'opération
devient impossible. Ce qui pouvait être vrai il y a vingt ans
n'est plus exact aujourd'hui que les faits, en se multipliant, ont
permis de mieux connaître et de mieux interpréter les symptômes ;
l'intervention est au contraire la règle, et le manuel opératoire en
est pour ainsi dire devenu classique. Broca et Maubrac, Mignon,
Chipault ont contribué pour une si large part à cette évolution,
que nous ne saurions mieux faire, pour ce qui a trait à ce
chapitre, que de puiser nos renseignements en grande partie
dans leurs remarquables ouvrages.

Et d'abord à quel moment intervenir ? Tout le monde est
maintenant d'accord pour agir le plus vite possible ; aussitôt le
diagnostic établi, il faut sans retard s'opposer à l'extension des
lésions et à la formation d'abcès métastatiques ; et alors même
qu'on n'aurait pu intervenir plus tôt, ce ne serait même pas là
une contre-indication. Voss n'a-t-il pas eu un succès dans un cas
où des crachats hémostoïques indiquaient un foyer pulmonaire,

et où des douleurs et du gonflement commençaient à se montrer dans les articulations de l'épaule et du coude droits et dans la tibio-tarsienne gauche.

Mais ces cas heureux, et ceux très rares où la guérison spontanée est survenue ne peuvent légitimer une trop longue expectative ; ce sont au contraire des encouragements à opérer et à opérer vite, car ils nous montrent la résistance quelquefois surprenante de l'organisme et ils doivent nous faire tout espérer d'une intervention opportune.

Certains chirurgiens ont obtenu des guérisons de thrombo-sinusite confirmée par la trépanation simple de la caisse et de l'apophyse.

Hecke, dans deux cas de mastoïdites avec arthrites pyohémiques du coude chez l'un des malades et de l'articulation sterno-claviculaire chez l'autre, eut deux succès en faisant simplement la trépanation de l'apophyse et l'arthrotomie. Bircher guérit également son malade par l'évidement très étendu du rocher.

Knapp relate encore le fait suivant :

Obs. XVII. Knapp (*Arch. f. Ohrenh.*, 1892, t. XXXIII, p. 141 *in* Broca et Maubrac). — Une femme de 23 ans, atteinte d'otite à la suite d'une opération dans les fosses nasales depuis mai 1892, est prise le 11 Juillet de céphalalgie avec cessation brusque de l'otorrhée. Au bout de 15 jours, 108 pulsations, T. 40°,5 nausées, stupeur, cordon douloureux sous le sterno-mastoïdien, cessant brusquement à 3 centimètres au-dessus de l'angle de la mâchoire (embouchure de la veine faciale) ; névrite optique bilatérale. Trépanation de l'apophyse pleine de pus concret, le 26 juillet. « Je m'arrête, dit l'auteur, me souvenant que la thrombose suppurée du sinus guérit quand la source de la suppuration est tarie ». Amélioration rapide ; en dix jours, cessation de la névrite optique. En octobre 1892 il persiste quelques nausées et un peu de névralgie occipitale. En février 93, état excellent.

Ces faits sont assurément très encourageants, mais les insuccès dus à cette méthode sont trop nombreux pour qu'il soit permis de s'en contenter ; tout au plus montrent-ils, comme nous le verrons plus loin, que toute intervention doit comporter la trépanation de l'apophyse mastoïde et de la caisse.

Quelques chirurgiens ont poussé plus loin ces tentatives, reculant cependant encore devant l'ouverture et le drainage du sinus. Lane, Milligan, Hoffmann sont allés jusqu'à l'abcès sous-dural qu'ils ont ouvert et drainé.

Obs. XVIII. A. Lane (*British Med.Journ.*, 1893, t. II., p. 561). — S. L. B..., 19 ans. Depuis plusieurs années écoulement chronique de l'oreille gauche. Le 29 mai 1890 céphalalgie intense dans et autour de l'oreille gauche, frissons, fièvre. Le lendemain 120 pulsations. T. 101° F., intolérance de la lumière et du bruit, céphalalgie intense unilatérale. Pas de sensibilité ni de douleur à la pression de la mastoïde, ni à ce moment, ni plus tard. La température variait au-dessus et au-dessous de la normale.

Le 5 juin, 1er frisson net. La céphalalgie s'accrut graduellement en étendue et en intensité.

Le 11 juin, nouveau grand frisson dans la soirée. Je fus rappelé et l'opérai le soir même. Il y avait de la névrite optique. Pas de pus dans les cellules mastoïdiennes, mais gros abcès sous-dural dans la fosse postérieure couvrant le sinus latéral. La paroi de l'abcès était très ramollie et comme il paraissait y avoir beaucoup d'inflammation dans la cavité arachnoïdienne, je décidai de remettre à une date ultérieure l'ouverture du sinus ; du reste il était difficile à cause de l'abcès d'en déterminer la situation exacte. Le malade guérit parfaitement sans autre intervention.

Obs. XIX. Hoffmann (*Deut. Zeit. f. Chir. Leipzig*, 1888, t. XXVIII, p. 484 in Broca et Maubrac). — garçon de 14 ans. Le 8 août 1886, otite moyenne aiguë T. 41. Le 14, paracentèse et incision de Wilde.

Le 19, aggravation des symptômes, malgré la trépanation de l'apophyse. Le 20, frisson. Le 21, on voit du pus sourdre par une fissure de l'os. Le 22, frisson, gonflement douloureux entre l'os et la dure-mère.

Le 28 août enfin on trépane et on trouve un abcès entre l'os et la dure-mère. Par la veine émissaire, une sonde est introduite et ramène un peu de pus. Guérison graduelle malgré un engorgement manifeste de la veine jugulaire.

« Dans tous les cas de ce genre, on se contente de l'obturation produite dans le système veineux absorbant par le caillot seul. Ce caillot, sans doute, est septique par lui-même, et peut fort bien, une fois vidé le foyer initial, continuer à entretenir des accidents pyohémiques. Il reste encore, il est vrai, une ressource : sa suppuration localisée, justiciable de l'incision simple au cou, et il est bien probable qu'il faut interpréter ainsi une observation où Makins, après avoir ouvert un « ganglion abcédé », vit bien la carotide et le pneumogastrique, mais ne put trouver la jugulaire :

ce prétendu ganglion était peut-être le segment supérieur de cette jugulaire. » (*Broca et Maubrac*, p. 295).

Mais, nous l'avons déjà dit, ces opérations sont absolument insuffisantes, et il faut faire plus. Il faut d'une part barrer la route à l'infection, et en même temps ouvrir et drainer le foyer déjà existant.

Zaufal, de Prague, en 1880, préconisa le premier cette méthode hardie et rationnelle ; il proposa de remplir la première de ces indications en liant la jugulaire au cou, au-dessous du thrombus, et de drainer ensuite le sinus infecté. Mais il ne mit son idée à exécution qu'en 1884, et encore à cette époque ne réalisa-t-il que la première de ses deux propositions.

Par contre, Pickenig avait fait entre temps la seule incision du sinus thrombosé. En 1886, Horsley préconisa encore la méthode de Zaufal, mais ce fut Arbuthnoth Lane qui, en 1888, la pratiqua dans son entier ; il ne publia le succès obtenu qu'en 1890, alors qu'avec Ballance, Salzer il menait une campagne active en faveur de l'intervention énergique et précoce dans la phlébite des sinus. Depuis, les observations se sont multipliées ; Lane, Macewen, en Angleterre ; Chipault, Broca, Mignon, Luc, en France ; Gradenigo en Italie ; Brieger, Hessler, Kœrner en Allemagne, et beaucoup d'autres encore amenèrent la question au point où elle en est actuellement.

Reprenons maintenant en détail chacune des indications de la méthode de Zaufal.

Et d'abord la ligature de la jugulaire.

Nous n'avons pas à refaire ici l'histoire de la ligature des veines thrombosées et infectées ; ce principe admis en chirurgie générale fut appliqué dans les cas qui nous occupent, au moment où l'on s'efforça de lutter contre la pyohémie d'origine otitique. On espère par ce moyen isoler du reste de la circulation le foyer infecté et s'opposer à la dissémination d'embolies septiques. Mais tous les auteurs sont loin de reconnaître à cette pratique d'aussi beaux résultats, et quelques-uns même la considèrent comme illusoire et parfois dangereuse.

Elle est illusoire, prétend-on, parce que la jugulaire est loin d'être la seule voie de communication du sinus avec la grande circulation, et sans parler de la propagation possible à la veine du côté opposé par l'intermédiaire des autres sinus, il existe une foule d'anastomoses par les veines mastoïdiennes, rachidiennes orbitaires, et toutes les voies de communication que nous avons déjà signalées. Illusoire encore, parce que bien souvent le caillot descend très bas dans la veine, et qu'il est impossible de porter la ligature au-dessous de son extrémité inférieure.

Elle serait même dangereuse dans ce cas-là, car la ligature, portant sur le caillot lui-même, peut mobiliser la portion inférieure du thrombus, la libérer de ses adhérences et produire ainsi ce qu'elle était destinée à empêcher. Dangereuse encore, d'après Brieger, par un mécanisme différent : en arrêtant brusquement la marche du sang vers la jugulaire, la ligature de cette veine en provoque le reflux d'une part par le sinus pétreux, vers les veines encéphaliques, d'autre part par les veines émissaires, vers les plexus périvertébraux ; il en résulterait pour cet auteur la formation de foyers de méningite suppurée et d'infiltration purulente au voisinage du rachis notés à plusieurs reprises à la suite de cette opération.

Une considération, tirée de la constitution même de ce caillot, viendrait encore prouver l'inutilité d'une pareille méthode. Le thrombus formé dans la veine jugulaire est constitué de deux parties bien distinctes : l'une supérieure, en contact, dans le golfe de la veine, avec le foyer du sinus infecté, représente un milieu de culture excellent et d'une grande virulence. Mais la partie inférieure n'est pas envahie par les agents de la suppuration ; elle constitue au contraire une barrière naturelle à l'infection que la ligature risque de détruire.

On a encore objecté que la ligature n'est pas suffisante pour arrêter l'infection ; mais il est facile de remédier à cet écueil, admis en effet en chirurgie générale, et de réséquer une portion de la veine.

Les partisans de la ligature reconnaissent que si cette pratique n'offre pas en effet une barrière infranchissable à l'infection, il n'en est pas moins vrai qu'elle en supprime la principale des voies. Il suffit, pour s'en convaincre, de s'en reporter aux relevés de Forselles.

Et il nous semble absolument illogique, suivant la pratique de Jansen, de commencer par mettre à nu le sinus, de l'ouvrir, de le curetter et de ne faire la ligature de la jugulaire que quelques jours après, si les phénomènes pyohémiques n'ont pas disparu. C'est bien alors que cette ligature est illusoire et insuffisante ! Ou bien il faut lui refuser toute action et ne jamais la pratiquer, ou bien il faut l'exécuter de bonne heure pour prévenir des accidents qu'on sera impuissant à enrayer plus tard. Et ce ne sont pas là, du reste, ces seuls avantages. Broca, qui en est un zélé défenseur, fait remarquer en outre que la jugulaire peut être le seul foyer de l'infection veineuse qui, partie de la caisse et non de l'apophyse, frappe le bulbe de la jugulaire et de là descend au cou, sans remonter dans le sinus. Et, dans ce cas, c'est l'incision du sinus qui est inutile.

En outre, la ligature de la jugulaire facilite singulièrement la désinfection complète du sinus thrombosé ; elle supprime l'hémorrhagie de ce côté au moins et elle s'oppose à la pénétration de l'air dans la veine. Ce dernier accident est rare, il est vrai, mais il existe : Kuhn rapporte que pendant le curettage d'un foyer otitique septique, le sinus latéral fut ouvert sans qu'on s'en aperçût et sans pour cela donner lieu à une hémorrhagie, comprimé qu'il était par un cholestéatome. Subitement la malade devint cyanosée et cessa de respirer. En l'absence d'hémorrhagie et du sifflement perçu d'ordinaire en pareil cas, on pensa à un accident chloroformique. Mais à l'autopsie on trouva, outre l'ouverture du sinus, du sang spumeux dans le ventricule gauche et dans l'artère pulmonaire. Cet accident n'est donc pas purement théorique, il trouve encore sa confirmation dans le fait suivant de Körner. L'auteur, en pratiquant l'ouverture de l'antre mastoïdien chez un enfant de 4 ans, avait dénudé le sinus latéral sur une étendue de 2 centimètres. On ne constatait aucun mouvement d'affaissement ou de gonflement du sinus, lorsqu'à la suite d'une crise de toux, on vit tout à coup le sinus s'aplatir complètement pendant l'inspiration, pour se dilater pendant l'expiration ; grisâtre dans la période d'affaissement, il redevenait bleuâtre dès qu'il se gonflait de nouveau. Il était évident qu'un caillot qui obturait la lumière du vaisseau avait été mobilisé par la quinte de toux et il est certain que s'il avait été ouvert à ce moment, une embolie gazeuse n'aurait pas manqué de se produire. Nous ne devons donc pas considérer

comme une légende les accidents de cette sorte, et nous ne
devons pas non plus négliger une précaution qui nous en pré-
serve comme la ligature de la jugulaire. Elle constitue un temps
opératoire, mais nous ne pouvons admettre avec certains auteurs
que ce soit une opération longue, grave, réclamant pour elle
seule une première séance. La recherche de la veine est quelquefois laborieuse, lorsqu'elle est indurée et plongée au sein
d'une gangue inflammatoire et de ganglions engorgés, mais une
dissection attentive la fera vite découvrir si l'on a pris pour
l'incision de bons points de repère.

Du reste si Salzer, Schwartze, Sonnenburg, Jansen et d'autres
ont obtenu des guérisons, tout en s'abstenant de lier la jugulaire, les statistiques montrent d'une façon irréfutable qu'il
vaut mieux la pratiquer. Körner relève 75 °/₀ de guérison avec
ligature de la jugulaire et 50 °/₀ sans ligature ; Forselles trouve
62 °/₀ contre 53 °/₀ en faveur de la ligature et Ducellier 68 °/₀
contre 50 °/₀. Et si l'on veut bien considérer que ce sont probablement dans les cas les plus graves que l'opération complète a
dû être pratiquée, ces chiffres n'en ont que plus de valeur.

Voici la relation succincte d'une observation bien suggestive
en faveur de la ligature de la jugulaire.

Obs. XX. Eulenstein, (*Zeitschr. f. Ohrenh.* 1897, t. XXIX, p. 347
in *arch. otolog.* n° 2, 1897). Le malade, un homme vigoureux de
23 ans, souffrait depuis l'enfance d'une otorrhée fétide gauche. Le
13 avril l'auteur pratiqua l'ouverture large de l'oreille par la méthode Stacke-Zaufal, car depuis plusieurs jours le malade avait de
la céphalalgie, des frissons et de grandes oscillations thermiques.
Les parois du sinus étaient couvertes de fongosités saignantes qui
empêchèrent sa dénudation facile ; il fut déchiré au voisinage de la
jugulaire et il s'en écoula du pus sanieux. Les parois furent ouvertes
sur toute la longueur dénudée, et les deux bouts explorés à la
sonde cannelée ne laissèrent pas échapper une seule goutte de sang.
Mais les phénomènes pyémiques allèrent en s'accentuant, et le
18 avril nouvelle intervention. La jugulaire fut dénudée et sectionnée entre deux ligatures au niveau du cartilage thyroïde. Mais
comme le bout inférieur laissait sourdre du pus, on poursuivit la
dénudation de la veine et une ligature fut jetée tout près de son
embouchure dans le tronc brachio-céphalique ; à ce niveau le vaisseau ne contenait plus de pus, mais était rempli par un caillot
rouge. La convalescence fut longue, mais le 1ᵉʳ août le malade complètement guéri, reprenait ses occupations.

Cette observation à elle seule, réfute bien des arguments contre la ligature de la jugulaire. Elle en montre nettement l'utilité pour arrêter un processus septique en voie de généralisation ; elle prouve qu'elle n'est pas dangereuse, alors même qu'elle porte sur un caillot, et il en découle en outre l'insuffisance de l'ouverture et du drainage seuls du sinus.

Il nous semble de plus que la ligature de la jugulaire rendrait de grands services dans les cas de septicémie consécutive à l'ouverture accidentelle du sinus latéral. Celle-ci se produit en effet souvent au cours des opérations sur la caisse et la mastoïde. D'autre part, il est très difficile parfois de connaître exactement l'état du sinus avant son ouverture, et si les phénomènes cérébraux ont été intenses, on incise sa paroi pour plus de sûreté ; on tamponne pour arrêter l'hémorrhagie et l'infection se transmet de la cavité de l'oreille au sinus ouvert. Les cas suivis de mort sont peut-être plus fréquents qu'on ne le croit ; car si l'on publie aisément un accident heureusement terminé, il n'en est pas de même de ceux qui ont eu une issue fatale. Von Baraz a réuni 7 cas d'ouverture du sinus suivis de guérison, Chiucini, de Rome, en a publié quatre autres. Plus rares sont ceux qui racontent leurs insuccès. Robineau dans sa thèse cite sans détails deux cas malheureux dont il a eu connaissance par hasard ; Mac Ewen a reçu également la confidence de 3 insuccès. Luc et Jacquin rapportent un fait de ce genre dans les archives de laryngologie. Rivière et Etiévant, au Congrès de chirurgie 1890, ont relaté un cas analogue. Cette septicémie d'origine accidentelle n'est donc pas un vain-main, et nous approuvons pleinement la conduite que Robineau conseille de tenir en pareil cas : lier la jugulaire aussitôt après s'être rendu maître de l'hémorrhagie.

Il est des chirurgiens qui, voulant aller plus loin encore, ont proposé de compléter l'isolement du foyer thrombosé, en liant le sinus latéral à son extrémité opposée près du pressoir d'Hérophile. C'est Hugh Jones qui émit le premier cette idée, et elle lui fut suggérée par le fait suivant :

Ons. XXI. — Hugh Jones (*Brit. Méd. Journ.*, 1893, t. II, p. 563). — Petite fille de 6 ans. Otorrhée datant de 9 mois à la suite de rougeole. 4 jours avant son admission : frissons et vomissements.

2 jours avant, un abcès de la région mastoïdienne fut ouvert par le médecin. Le lendemain on diagnostiqua une thrombose du sinus latéral.

Le 28 mars je me contentai d'ouvrir et de nettoyer l'antre et le tympan.

Les 29 et 30 tous les symptômes s'accentuèrent et la température oscilla entre 97°6 et 103 F. Il n'y avait qu'une très légère douleur le long de la jugulaire interne et pas de gonflement. Opération. Trépanation sur le sinus près de la mastoïde. Évacuation d'un abcès qui communiquait par un petit trou avec la cavité de la mastoïde. La paroi antérieure du sinus était sanieuse. Résection de la jugulaire entre deux ligatures près du muscle homo-hyoïdien. Ensuite ouverture et nettoyage du sinus. Hémorrhagie arrêtée par tamponnement. 24 heures après, pas d'amélioration.

Le 1ᵉʳ avril, état plus grave et je curette le sinus de nouveau. Pas d'amélioration et la malade meurt.

Autopsie. — Depuis la jonction du sinus pétreux supérieur avec le sinus latéral, jusqu'à 1/2 pouce du pressoir d'Hérophile, les parois du sinus étaient saines ; mais ici commençait la phlébite qui s'étendait dans le sinus longitudinal supérieur et dans le sinus latéral du côté opposé et un peu dans le sinus droit.

Chipault, reprenant les idées de Jones, et frappé comme lui de cet exemple, où la généralisation s'était faite du côté du pressoir d'Hérophile, propose de compléter la technique de Zaufal par la ligature du sinus près de ce point.

Voici très sommairement indiquée la technique que cet auteur décrit minutieusement dans son traité de chirurgie opératoire du système nerveux :

1ᵉʳ temps : Double ligature de la veine jugulaire interne au cou, avec section de la veine entre ces deux ligatures et fixation du bout supérieur dans l'angle supérieur de la plaie corticale.

2ᵉ temps : Ligature du sinus transverse le plus près possible du pressoir d'Hérophile, et par conséquent de la protubérance occipitale.

3ᵉ temps : Attaque du foyer septique comprenant : l'ablation des lésions osseuses de la mastoïde et de l'antre, l'ouverture de la loge sinusale, et drainage sinusal-jugulaire. Cette intervention fut pratiquée pour la première fois par Lambotte d'Anvers sur une fillette de 14 ans et fut couronnée de succès.

Mais doit-on employer de parti pris et dans tous les cas la méthode de Chipault ? Nous ne le pensons pas. La propagation de l'infection par cette voie est assez rare, si l'intervention est précoce et la disposition anatomique du pressoir d'Hérophile ne favorise pas les embolies, grâce au branchement angulaire des canaux veineux qui en partent.

Mais admettre l'utilité de la ligature de la jugulaire, n'indique pas qu'on doive s'en tenir là comme on l'a conseillé. Ce serait absolument irrationnel et insuffisant. Comment admettre qu'une barrière à l'infection placée sur une seule des voies que cette dernière puisse suivre, soit efficace, si on ne lui ouvre pas ailleurs une vaste porte de sortie ? Il faut donc toujours trépaner largement l'apophyse mastoïde et la caisse ; c'est la première des conditions pour que l'intervention soit utile.

Du reste il peut se faire que le chirurgien, hanté par l'idée que tout retard est nuisible, intervienne avant que le diagnostic de thrombo-sinusite soit absolument certain. S'il y a au cours d'une otorrhée des phénomènes cérébraux graves, dépendant soit de l'otite moyenne, soit de l'extension du processus infectieux au sinus, dans le doute, le chirurgien décide l'intervention : la jugulaire est liée et réséquée, l'antre et la caisse sont ouverts, le sinus mis à nu ; faut-il faire plus ? Si le sinus apparaît jaunâtre ou verdâtre, tomenteux, ne battant pas, s'il est dur à l'exploration, il n'y a pas de doute, la thrombose existe. Alors on procède à son ouverture et à sa désinfection. Mais si le sinus a conservé sa coloration bleuâtre, s'il présente des alternatives d'affaissement et de réplétion coïncidant avec les mouvements respiratoires, l'embarras peut être grand. D'une part on peut craindre les dangers que nous avons déjà signalés de l'ouverture inopportune du sinus, et d'autre part on redoute de se trouver en présence de ces cas de pyohémie sans thrombose, ou tout au moins sans thromboses oblitérantes, sur lesquelles nous avons longuement insisté.

La ponction exploratrice du sinus ne peut mettre à l'abri de ces causes d'erreur. Le cas suivant en est la preuve bien démonstrative.

Obs. XXII. — Scott et Lane (*Lancet*, 21 janvier 1873, t. I, p. 138, *in* Broca et Maubrac). Femme de 40 ans. Otorrhée gauche depuis 4 ans. Accès douloureux fréquents. Un accès en avril 1892. Le 20 mai, début d'accidents graves (fièvre, frissons, photophobie).

Le 2 juin, trépanation de l'apophyse; abcès extra-dural; la ponction du sinus mis à nu donne du sang; ligature de la jugulaire, et ensuite la ponction du sinus reste blanche. Incision, extraction d'un caillot, curettage; tamponnement iodoformé. Guérison.

Il y avait donc oblitération du sinus vers le pressoir d'Hérophile.

Voici une autre observation qui paraît pouvoir se rapporter à ces cas de pyohémie sans thrombose dont nous avons parlé et où Lane, malgré une ponction qui ramena du sang, regretta de n'avoir pas fermé la route à la généralisation.

Obs. XXIII. — LANE (*Brit. med. Journ.*, t. II. p. 561). W. S..., 7 ans et 9 mois. Opéré le 24 décembre 1888.

Depuis 4 ans, crises fréquentes de douleurs avec otorrhée. La dernière attaque commença le 17 décembre. Le 23, deux frissons et deux autres le 24. Céphalalgie et douleur autour de l'oreille malade avec de la névrite optique bien caractérisée. Pus fétide dans la mastoïde; le rocher était malade dans une grande étendue. Il y avait aussi beaucoup de pus dans la fosse postérieure, s'étendant sur le sinus latéral dont les parois paraissaient très peu modifiées. Une très petite piqûre d'aiguille laissa échapper du sang. Les frissons reparurent et l'enfant mourut le 6 janvier.

A l'autopsie, on trouva simplement des rugosités de la membrane interne du sinus sur une très petite étendue, mais il n'y avait aucune trace de thrombose.

Nous croyons que dans ces cas douteux, si les symptômes présentés par le malade ont été alarmants ou si l'on a des raisons de croire qu'on se trouve en présence d'une pyohémie avec thrombose soit du golfe de la jugulaire soit incomplète du sinus, il faut ouvrir ce dernier, après avoir bien entendu pratiqué la ligature de la jugulaire. L'entrée de l'air n'est plus à craindre et l'hémorrhagie sera facilement arrêté soit par la compression, soit, comme le fit dans un cas Secker Walker, par l'emploi de la cire molle et antiseptique de Horsley. Si, au contraire, le sinus paraît absolument sain, si les phénomènes antérieurs ont plutôt fait croire à des troubles réflexes de méningisme, on peut, suivant le conseil de Broca, après ouverture large de la mastoïde et de l'antre, différer la ligature de la jugulaire et le drainage du sinus. Le plus souvent dans ces cas où le tableau clinique est sous la dépendance de la suppuration de l'oreille, les phénomènes s'amendent rapidement, la fièvre tombe, les frissons et la céphalalgie disparaissent. Mais si le mieux tarde à se faire sentir ou si la situation s'aggrave, il faut sans le moindre retard compléter l'intervention déjà commencée.

En tous cas et malgré le succès de certains temporisateurs, il faut aller vite : « On demeure stupéfait, dit Broca, du temps perdu avec les lavages, vésicatoires, incision de Wilde, etc., chez des malades qu'autrefois on laissait mourir sans même leur ouvrir l'antre mastoïdien, auxquels aujourd'hui on l'ouvre lorsqu'ils sont presque moribonds. Que l'on draine la cavité osseuse dès le début de la poussée infectieuse, et presque jamais la pyohémie ne se déclarera ; que l'on ouvre vite le sinus thrombosé et les succès deviendront plus fréquents. » Et bien que Rohden et Kretschmann aient prétendu que les manifestations articulaires étaient seules un signe certain de thrombose et qu'alors toute opération était inutile, bien que Reinhard et Ludwig fassent dépendre la contre-indication non plus des métastases articulaires mais des symptômes pulmonaires (dyspnée, toux et crachats sanglants), il ne faut jamais désarmer. Il faut au contraire surveiller avec soin la production de ces suppurations à distance, les ouvrir et les drainer, et parfois on obtiendra des guérisons alors qu'on s'attendait à un échec. La seule contre-indication véritablement absolue pour certains auteurs serait le diagnostic certain d'une généralisation étendue aux méninges. Brieger soutient cette opinion, et pour éviter une erreur préjudiciable, il conseille la ponction lombaire dont le résultat positif aurait pour cet auteur une grande valeur et permettrait de reconnaître l'existence d'une méningite douteuse. Mais d'autres avec Pritchard conseillent d'opérer même en présence de symptômes méningitiques. A plus forte raison ne doit-on pas s'abstenir si la thrombose des sinus est compliquée d'un abcès extra-dural ou cérébral.

C'est à cause de ces complications fort difficiles à reconnaître que Broca donne le très bon conseil de commencer toute intervention pour complication endocrânienne des otites par l'ouverture de la caisse et de la mastoïde. On aura ainsi plus de chances de découvrir le foyer de l'infection, car les lésions à distance sont le plus souvent dues à l'extension de lésions voisines de l'oreille.

Quand nous disons de commencer toute intervention par

l'ouverture de l'apophyse, c'est pour réfuter la pratique de certains auteurs qui ne s'attaquent à la mastoïde qu'en présence de la persistance des accidents, et pour indiquer que même si l'on croit avoir affaire à un abcès du cerveau ou du cervelet, la recherche en sera plus facile par cette voie. Mais il est de toute évidence que la ligature de la jugulaire devra être pratiquée en premier lieu ; on n'en sera dispensé que si l'on croit fermement devoir trouver la lésion localisée à l'oreille moyenne et à la mastoïde ; et si au cours de cette intervention le sinus apparaît malade, on tiendra alors la conduite que nous avons déjà indiquée. Revenons maintenant sur chacun de ces points.

A° LIGATURE DE LA JUGULAIRE. — D'après Robineau, à qui nous empruntons la description de cette technique opératoire et contrairement à l'avis de Chipault, il ne faut pas suivre les préceptes de Farabeuf pour la ligature de la carotide, plus interne que la veine et d'autant plus profonde que l'on descend plus bas ; il faut suivre des règles spéciales que voici résumées :

La ligne opératoire est étendue du creux sous-angulo-maxillaire, à l'intervalle des deux chefs du sterno-cleido-mastoïdien ; ce dernier point est environ à un travers de doigt en dehors de l'extrémité sternale de la clavicule.

Nous allons décrire la ligature de la veine en haut et en bas du cou.

Pour la ligature à l'extrémité supérieure la tête du malade sera placée en rotation très prononcée vers le côté sain. L'incision est la même que pour la ligature de la carotide externe : longue de trois à quatre travers de doigt et répondant par son milieu à la grande corne de l'os hyoïde.

Puis section du peaucier, mise à nu du bord antérieur du muscle sterno-mastoïdien qui est disséqué, rejeté en dehors et confié à un écarteur. L'opération diffère ensuite suivant que la veine et les tissus sont sains, ou qu'elle est thrombosée et adhérente.

Si la veine n'est pas enflammée, en débridant à la sonde cannelée l'aponévrose profonde et réclinant de petits ganglions, on apercevra de suite sa paroi bleue, lisse, mince ; on la verra bomber pendant l'expiration ; disséquant un peu vers la partie antérieure, on trouvera le tronc thyro-linguo-facial un peu au-dessous de l'os hyoïde.

S'il y a phlébite et périphlébite, sous le sterno-mastoïdien on trouve des ganglions volumineux, enflammés, peut-être suppurés au centre. Ils serviront de guide pour atteindre la veine, c'est-à-dire qu'il faut les enlever un à un ou par paquets à l'aide des ciseaux courbes ; la place faite on cherchera un cordon dur, épais comme une artère, de coloration blanc gris ; c'est la veine malade, mais à la limite de la lésion on peut trouver la veine normale, et ce sera d'un grand secours.

Pratiquer d'abord la ligature inférieure, à la soie fine par exemple : une pince au-dessus et couper. Tirant sur cette pince on dénudera la veine de bas en haut pour appliquer une deuxième ligature à deux ou trois centimètres de la précédente ; on laissera les choses en état, afin d'ouvrir plus tard et désinfecter la veine malade ; je conseillerai de suturer la partie inférieure de la plaie pour éviter toute inoculation de la ligature.

En bas, c'est au niveau du confluent qu'il faut lier. Sur la ligne opératoire, incision empiétant sur la clavicule. Section des couches superficielles et de quelques veinules, puis de l'aponévrose ; dissocier de bas en haut le chef sternal du sterno-mastoïdien, de son chef claviculaire, et les récliner chacun de son côté. On tombe directement sur la jugulaire qui peut être encore masquée par des ganglions enflammés.

En cas de thrombose, la ligature sera faite au catgut. Si on voulait lier le tronc brachio-céphalique, on suivrait la jugulaire jusqu'à l'entrée du thorax : une incision transversale faciliterait les manœuvres. » (Robineau p. 75)

Mais dans les cas de thrombose extensive, il est quelquefois impossible de porter la ligature au-dessous de la limite inférieure du caillot. Il ne faut pas alors essayer par des tractions d'enlever la totalité du thrombus ; Parkin, de Hull, a mis ce fait en lumière, et Arbuthnot Lane se range à cette opinion.

B° TRÉPANATION DE L'APOPHYSE ET DE LA CAISSE. — Nous allons rappeler dans ses grandes lignes, les principaux temps de cette opération.

a). Incision des parties molles. — Cette incision sera faite à 8 millimètres en arrière de l'insertion du pavillon de l'oreille, parallèlement au sillon rétro-auriculaire. Elle doit commencer en bas à la pointe de l'apophyse et remonter sur une longueur de 5 centimètres pour l'antrotomie, et jusqu'à l'insertion supérieure du pavillon pour l'ouverture de la caisse.

L'hémorrhagie est parfois très abondante. Puis on coupe et on écarte le périoste : ici, fréquemment, nouvelle hémorrhagie, difficile à arrêter et due à la blessure de la veine mastoïdienne.

On examinera attentivement la surface osseuse dénudée, car on aperçoit souvent une petite fistule ou une surface nécrosée, qui seront des guides précieux.

b). Évidement de l'apophyse. — On commencera l'ouverture de l'os dans le quadrant antéro-supérieur de l'apophyse ; on enlèvera au ciseau des copeaux successifs plus épais en avant qu'en arrière. Parvenu à 1 centimètre de profondeur en avant, on rencontre du tissu moins compact. Puis on creuse dans l'angle antéro-supérieur, et on aperçoit enfin un petit orifice qui est la partie la plus reculée du cul-de-sac antral et qu'il suffit d'agrandir.

c). Ouverture de la caisse. — Le décollement de la lèvre antérieure de la plaie est poussé jusqu'à la désinsertion de la moitié postérieure et supérieure du conduit auditif membraneux jusqu'au voisinage du tympan, et le pavillon est rabattu en avant.

On introduit alors une sonde cannelée ou le protecteur de Stacke dans la caisse par la voie de l'antre, et on fait sauter à la gouge et au maillet la paroi externe du canal attico-antral. On évitera de blesser le facial, la dure-mère et le labyrinthe.

Ensuite, d'après la technique de Lubet-Barbon et Broca, on nettoie la caisse avec la curette spéciale ; on enlève le reste des osselets ; on curette tous les coins de cette anfractuosité ; on amortit les angles de la tranchée, et on fait communiquer entre elles les cavités cellulaires de l'apophyse.

C. — Recherche et désinfection du sinus. — Certains auteurs, et surtout Forselles, ont fait de minutieuses recherches anatomiques pour déterminer la situation exacte du sinus et l'ouvrir d'emblée. Broca trouve à juste titre cette conduite insoutenable.

« En effet, dit-il, après avoir évidé l'apophyse comme il convient, on aura d'ordinaire été conduit de proche en proche jusqu'à l'abcès extra-dural et jusqu'au sinus mis à nu. Et si le sinus n'est pas ainsi dénudé, en partant de la paroi postérieure de l'antre on arrive très vite sur lui : il suffit de faire sauter cette partie en la taillant en biseau, par copeaux successifs. Quand une fois on a vu le sinus, rien de plus simple que de creuser une tranchée sur toute sa ligne, jusqu'au pressoir d'Hérophile au besoin. »

Ainsi donc, pas de discussion possible : pour aborder le sinus il n'y a qu'une voie, celle de l'antre mastoïdien.

Parfois la découverte en sera difficile, car il arrive souvent, en cas de thrombose, de trouver sa paroi recouverte de petits bourgeons et de rugosités saignant facilement, ce qui, même quelquefois, au dire de Brieger, a pu faire croire à l'ouverture du canal alors que ses parois étaient encore intactes.

Nous avons déjà indiqué la conduite à tenir lorsque le sinus n'apparaît pas évidemment thrombosé ; nous n'avons pas à revenir sur la ponction ou l'incision exploratrice, ni sur la possibilité de remettre à plus tard la fin de l'opération. Nous supposerons ici le sinus ne s'affaissant plus avec les mouvements respiratoires et apparaissant nettement, dans une partie de son trajet au moins, rempli par un caillot.

Lane et Macewen ont décrit minutieusement la conduite à tenir en pareil cas, et Broca a adopté en grande partie la technique de ces auteurs. Le sinus une fois abordé dans sa portion mastoïdienne est incisé sur une longueur de 2 à 3 centimètres. Pour ce faire, Lane conseille de faire dans la paroi une incision verticale avec un bistouri pointu, puis de l'agrandir suivant l'axe du canal veineux avec des ciseaux ; cette précaution est justifiée par le danger de perforer la paroi opposée du sinus et de déterminer une hémorrhagie intra-crânienne mortelle, comme cela est arrivé à Brieger. Le caillot, mis à nu, est saisi avec une pince et est mobilisé par des tractions exercées alternativement vers ses deux extrémités ; et on a noté que par un heureux hasard le bout correspondant au pressoir d'Hérophile reste généralement adhérent, et s'oppose ainsi à l'hémorrhagie. Si le caillot se fragmente, son extraction ne devient possible qu'avec le secours de la curette ; mais cette manœuvre devra être pratiquée avec la plus grande douceur. Kretschmann fait en effet observer que le curettage provoque aisément une légère hémor-rhagie, suffisante toutefois pour engendrer une nouvelle infection ; aussi cet auteur conseille-t-il de s'abstenir et d'attendre, après avoir suffisamment incisé la paroi du sinus, que les masses thrombosées se vident d'elles-mêmes.

Lorsque le golfe jugulaire est débarrassé de son caillot, l'hémorrhagie est le plus souvent insignifiante, car le sinus pétreux supérieur et inférieur sont fréquemment oblitérés par un thrombus (nous supposons en effet que la veine jugulaire a été liée et réséquée).

Il n'en est pas de même de l'extrémité opposée qui donne lieu à un écoulement de sang abondant, soit que le caillot ait pu être mobilisé en entier, soit qu'on l'ait extrait à la curette comme Parker, Brieger, Pritchard et Cheatle conseillent de le faire de parti pris. Ces auteurs considèrent en effet comme salutaire l'énorme jet de sang qui jaillit subitement et qui entraîne les derniers vestiges du caillot. Mais il faut aussitôt se rendre maître de cet hémorrhagie et l'on y parviendra aisément en bourrant la cavité sinusale avec de la gaze ou même du cagut qui a l'avantage de se résorber.

Macewen, au lieu de bourrer directement la cavité sinusale, conseille la pratique suivante : les parois du sinus, préalablement fendues et libérées dans une petite étendue des adhérences osseuses, seront reployées dans l'intérieur du vaisseau afin d'en assurer l'oblitération ; puis on bourre à la gaze iodoformée l'intervalle compris entre le sinus et l'os, mais avec modération, pour éviter le décollement trop étendu de la dure-mère.

Quelques auteurs, et Robineau est du nombre, s'élèvent contre cette ouverture systématique du sinus du côté du pressoir, car au niveau des portions curettées, un nouveau caillot se forme secondairement, de sorte qu'on en revient à l'état primitif.

Mais l'opération n'est pas encore terminée ; il faut revenir à la jugulaire. On ouvre son bout supérieur qui était simplement pris entre les mors d'une pince. Si la veine saigne, ce qui est un indice de la perméabilité des collatérales, il faut la lier et s'en tenir là ou même refermer la plaie cervicale. Si au contraire elle renferme des caillots ou du pus, on doit la vider ou drainer la plaie ; on peut encore, suivant le conseil de Broca et la pratique de Lambotte, faire passer une solution de sublimé à 1/2000 de l'orifice supérieur de la veine jusque dans la partie ouverte du sinus latéral. Il ne reste plus qu'à drainer et à bourrer avec de la gaze, après avoir rétréci, si on le juge à propos, les incisions des parties molles.

Chipault, outre la ligature du sinus près du pressoir d'Hérophile et sur laquelle nous n'avons pas à revenir, voudrait l'opération plus complète. Il reproche d'avoir trop laissé de côté le bulbe de la veine jugulaire comme inabordable, et voici ce qu'il conseille : « Il est beaucoup plus facile qu'on ne pourrait croire d'arriver jusqu'à ce bulbe, si profond qu'il soit. En effet, la paroi antérieure osseuse du coude sinusal étant réséquée, on n'a qu'à décoller la dure-mère en dedans de ce coude et la refouler en arrière, pour avoir sous les yeux une crête de tissu compact formant la paroi externe du dôme osseux qui contient le bulbe. En faisant sauter de dehors en dedans cette crête peu épaisse, on pénètre dans la partie la plus élevée du dôme, partie qui est située au même niveau horizontal que le coude sinusal, bien au-dessus de la communication étranglée du sinus et de la veine, que le dôme bulbaire surmonte d'un centimètre à un centimètre et demi. Suivant son épaisseur, avec ces précautions, on ouvrira tous les points les plus gravement atteints de la loge sinuso-jugulaire, ceux qui formeraient, avec une intervention moins vigoureusement conduite, des diverticules impossibles à désinfecter ».

L'intervention aussi complète que la voudrait Chipault serait à notre sens un peu trop compliquée. Nous croyons qu'il vaut mieux se contenter de la technique que nous avons indiquée ; mais il est certain que dans des cas spéciaux, ces pratiques pourraient être d'un grand secours.

Nous n'avons pas à insister sur les pansements ultérieurs dont la fréquence dépendra du suintement de la plaie et de la courbe thermique.

II. Thrombose du sinus caverneux. — La thrombo-phlébite du sinus caverneux n'a été jusqu'ici que bien peu combattue par les chirurgiens : on s'en est pour ainsi dire tenu au traitement prophylactique. Il n'est certes pas à dédaigner : c'est la désinfection minutieuse des plaies de la face et de ses cavités ; l'ouverture des furoncles, anthrax, abcès des sinus, les débridements larges en cas de propagation à la veine faciale ; mais hélas ! il est tout à fait insuffisant quand la phlébite a gagné le sinus.

Horsley en 1887 fit une fois sans succès la ligature de la veine jugulaire. Lancial en 1800 pratiqua le curage de l'orbite, mais sans grand succès d'ailleurs. Cette tentative fut renouvelée sans plus de succès par Macewen en 1893 (obs. LIX).

L'action directe contre le sinus caverneux est difficile en raison de sa situation profonde, et c'est en vain que nous avons cherché dans la littérature médicale des indications à ce sujet. Robineau est le premier à proposer un manuel opératoire, qui n'a du reste encore été pratiqué que sur le cadavre. Cet auteur fait remarquer que l'ablation des parties molles de l'orbite permet d'atteindre la limite antérieure du sinus, et présente l'avantage de supprimer l'ophthalmique thrombosée et parfois des abcès phlébitiques. Mais cette voie est insuffisante. La fréquence des plaies du sinus caverneux pendant l'extirpation du ganglion de Gasser a donné à Robineau l'idée d'atteindre le sinus en modifiant la technique suivie pour cette dernière intervention.

Nous ne saurions mieux faire que de rapporter la description que donne l'auteur lui-même de son procédé. « Il consiste essentiellement dans la résection temporaire de l'os malaire, et la trépanation du sphénoïde au niveau du trou grand rond, agrandie vers la fente sphénoïdale et au besoin vers le trou ovale. 1° Incision circonscrivant un lambeau quadrilatère, dont la base répond au bord inférieur de l'os malaire, et dont les trois bords suivent : l'arcade zygomatique et l'apophyse orbitaire externe, à mi-hauteur ; le rebord de l'orbite presque jusqu'au niveau du trou sous-orbitaire ; la suture maxillo-malaire. Cette incision désinsère l'aponévrose temporale du zygoma et de l'apophyse orbitaire, et comprend tous les tissus au niveau de l'orbite et de la face antérieure du maxillaire.

2° Ruginer le plancher de l'orbite et mettre à nu la fente sphéno-maxillaire. Comme dans la résection du maxillaire supérieur, passer la scie à chaîne par cette fente et la faire sortir par la région temporale, sous le tubercule malaire ; scier. Attaquer à la scie l'apophyse orbitaire externe, un peu au-dessus du milieu, puis, à la cisaille, sectionner la paroi externe de l'orbite, à la rencontre de la fente sphéno-maxillaire. Un coup de cisaille sur le zygoma, en arrière du milieu, permet la bascule en bas de l'os malaire.

3° L'orbite est largement ouverte. Sur son plancher, dans la gouttière du maxillaire, ou plus en arrière dans la fosse ptérygo-maxillaire, on voit le nerf maxillaire supérieur, qu'un crochet peut soulever. Là aussi est à nu l'artère maxillaire interne, qu'on peut lier aisément pour se mettre à l'abri du sang.

Suivre le nerf repère jusqu'au trou grand rond : ruginer et écarter le muscle temporal, le chef supérieur du ptérygoïdien externe : la fosse sous-temporale étant mise à nu, trépaner juste en dehors du trou grand rond, de préférence avec la fraise de Doyen, mais au besoin à la gouge et au maillet. Agrandir le trou à la pince-gouge, tout en décollant la dure-mère, en dehors et en arrière vers le trou ovale qu'on peut atteindre, en dedans et en haut vers la fente sphénoïdale.

Le trou ainsi obtenu doit être assez grand pour y voir clair, c'est pourquoi je conseille de donner du jour en dehors.

La pointe du lobe temporo-sphénoïdal se montre au bord, mais ne gêne nullement les manœuvres suivantes :

4° En décollant le nerf maxillaire supérieur, dont l'orifice de sortie a été agrandi, de la base du crâne sur laquelle il repose, on pénètre très vite dans le sinus caverneux ; cette ouverture peut être agrandie par la fente sphénoïdale, aux dépens sans doute des nerfs de la paroi externe du sinus.

Le drainage du sinus serait facile à établir par la partie antérieure de la région temporale. L'intervention sur l'orbite serait aussi aisée que possible. »

Ce que vaut ce procédé, c'est à l'avenir de nous l'apprendre : mais le pronostic de la thrombo-phlébite du sinus caverneux est si sombre, que nous ne doutons pas qu'un hardi chirurgien ne tente un jour l'aventure et ne suive cette voie, en apparence au moins, si compliquée.

III. Thrombose du sinus longitudinal supérieur. — Le sinus longitudinal supérieur est, de tous les sinus, le plus facilement accessible, mais malheureusement la thrombo-phlébite est rarement limitée à ce seul sinus. Le plus souvent il est envahi secondairement, et il devient alors bien difficile de lutter contre des lésions aussi étendues.

Nous n'avons pu trouver que trois exemples d'intervention portant sur ce sinus, à part celles nécessitées par sa blessure, au cours de la trépanation pour une autre cause. Chipault en cite plusieurs exemples, et dans tous il fut facile, par le bourrage au catgut ou à la gaze, d'arrêter l'hémorrhagie ; une seule fois la mort survint par embolie gazeuse.

Nous avons vu cependant que la phlébite de ce sinus peut survenir à la suite d'un traumatisme ou d'une lésion inflammatoire du cuir chevelu et rester localisée. Le diagnostic exact du siège de la thrombose est fort difficile, il est vrai, mais si l'on tient compte des signes que nous avons indiqués et surtout de la dilatation veineuse décrite par Lermoyez, si l'on s'appuie sur le siège de l'affection causale, il sera possible dans bien des cas d'arriver à une certitude. C'est ainsi que Macewen rapporte trois succès sur trois cas de thrombose du sinus longitudinal où il est intervenu. (Voir Obs. XLI, XLII et XLIII.) Et encore ne fit-il que l'ouverture simple. Pourquoi ne pas agir d'après les principes que nous avons établis et ne pas lier le sinus immédiatement au-dessus du pressoir d'Hérophile ?

D'après Poirier, le sinus longitudinal supérieur suit la ligne sagittale ; et ce n'est que bien rarement qu'il se dévie à droite et à gauche, ou qu'il se bifurque ; sa largeur moyenne est de 1 centimètre et son extrémité postérieure répond, avec le pressoir d'Hérophile, à peu près exactement à la protubérance occipitale externe. Il suffirait donc de trépaner un peu au-dessus de ce point, de découvrir le sinus et de passer un fil au-dessous de lui. Pour ce faire, Chipault conseille d'inciser la dure-mère à droite et à gauche, puis de passer le fil d'une ponction à l'autre avec une aiguille de Deschamps. Les incisions durales doivent être un peu longues, 5 ou 6 millimètres, pour ne point tirailler ou déchirer la membrane lorsqu'on serrera le fil. S'il existe une thrombose oblitérante du sinus, son ouverture ne donnera pas lieu à une hémorrhagie et il sera facile de l'ouvrir jusqu'au foyer suppuré, en faisant sauter au besoin la paroi osseuse sur une étendue plus ou moins grande. Cependant si le thrombus siège loin du point où l'on aura incisé le sinus, il pourra venir du sang par les veines qui s'y déversent, et une exploration attentive sera nécessaire pour arriver jusqu'au caillot.

Les autres sinus de la dure-mère ne sont pas directement accessibles, et du reste, jusqu'à présent au moins, il n'existe pas de signes certains de leurs lésions.

Ainsi donc, le traitement véritablement efficace des thrombo-sinusites, n'a encore été appliqué qu'aux lésions des sinus latéral et longitudinal, mais les résultats en sont des plus satisfaisants.

Les faits publiés sont trop nombreux pour que nous puissions faire une statistique générale ; nous nous bornerons à citer les chiffres de A. Lane, Macewen et Jansen, tels que les rapportent Broca et Maubrac.

En 1893, Arbuthnot Lane donnait sa statistique portant sur dix cas que nous résumons dans ce travail. Sur ces dix opérés, il n'y eut que deux morts. Chez l'un (obs. XXIII) on s'était borné à évacuer un abcès de la fosse postérieure du crâne ; chez l'autre (obs. XXIX), la mort survint par septicémie treize jours après la ligature du sinus. Des huit autres, cinq (obs. XXVIII, XXX, XXXII, XXXIII, XXXIV) ont subi la ligature de la jugulaire avec ouverture et désinfection du sinus et ont parfaitement guéri. Deux autres ont guéri sans ouverture du sinus, qu'on avait subordonnée à la reproduction des accidents pyémiques et qui cessèrent, ce sont les obs. XXVII et XVIII. Enfin le dixième (obs. XXXI) guérit par la ligature seule de la jugulaire. Il semble donc que l'opération complète que nous avons décrite, donne de meilleurs résultats.

Macewen a observé 18 cas de thrombose du sinus latéral ; 17 ont été traités par l'ouverture et la désinfection du sinus. Il y eut 13 guérisons. Dans les cas mortels, il existait avant l'opération des phénomènes de septicémie et de complications pulmonaires.

A ces faits, Macewen ajoute 10 cas de thrombose septique du sinus latéral, associée à d'autres complications intra-crâniennes : dans 7 de ces cas, il y eut guérison après une intervention au cours de laquelle le sinus latéral fut réséqué.

Donc, sur 28 cas de thrombose du sinus latéral, Macewen est intervenu 27 fois et 20 fois il a obtenu la guérison. Jansen eut 9 guérisons sur 13 cas.

Dans le livre de Macewen, publié en 1893, sur les maladies pyogéniques du cerveau et de l'axe spinal, nous avons trouvé 4 observations de thrombose du sinus longitudinal. Dans le 1er cas, la thrombose est de cause générale et il n'y a du reste pas eu d'intervention. Les 3 autres cas ont été opérés et ont tous guéri. Ce sont les observations XLI, XLII, XLIII.

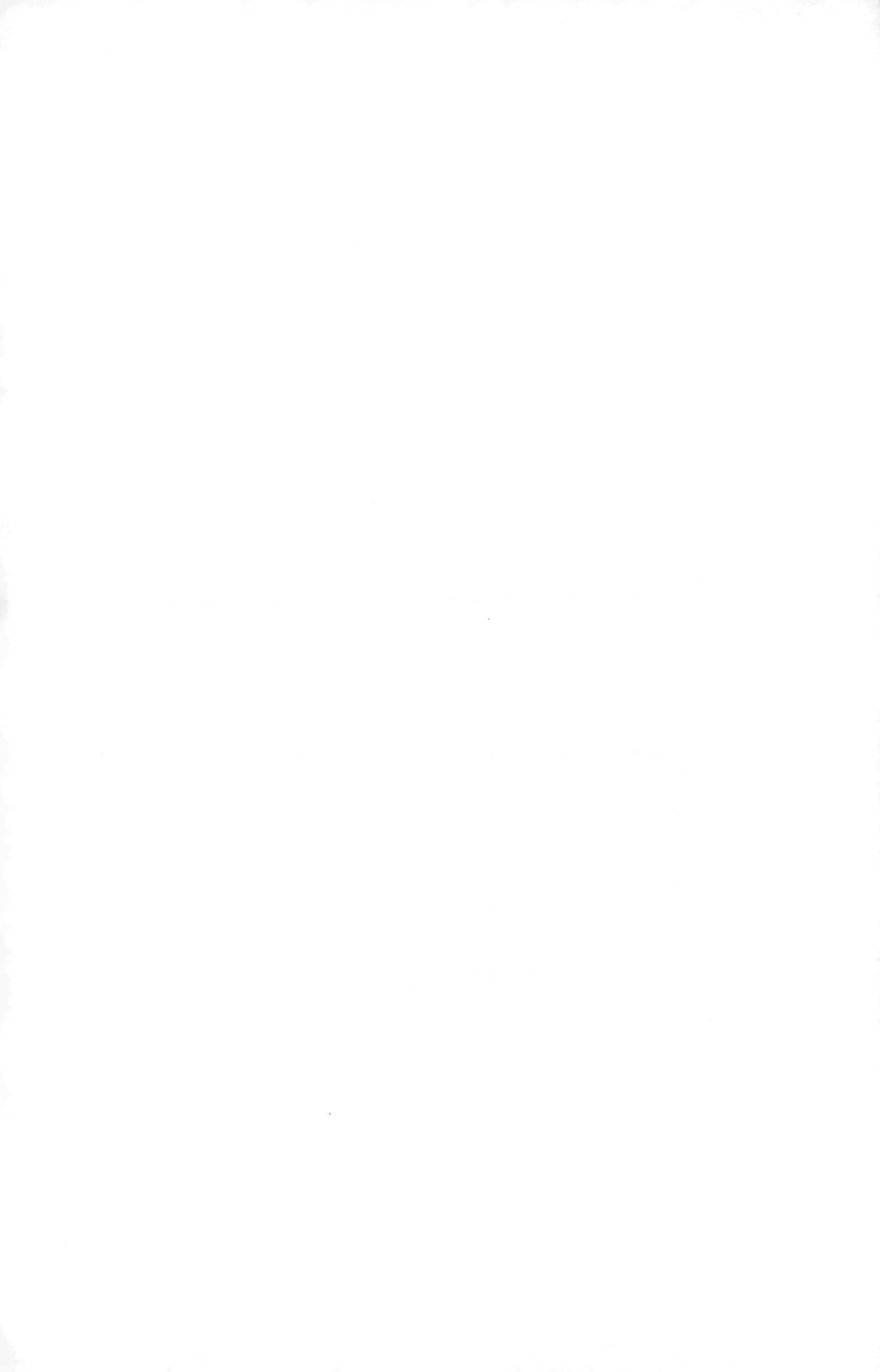

OBSERVATIONS

Au cours de ce travail, nous avons cité un certain nombre d'observations se rapportant à chacun des points principaux de notre sujet. Mais le nombre des faits publiés est devenu si grand depuis quelques années, qu'il est impossible d'en présenter un exposé d'ensemble. Nous nous bornerons à relater encore quelques observations des plus typiques, pour appuyer les théories que nous venons de soutenir.

Ons. XXIV. — *Thrombose du sinus latéral. Résection de la jugulaire. — Ouverture de l'antre et de la caisse. — Désinfection et drainage du sinus.* — Par M. BENNETT (*in The Lancet*, 1893, t. II, p. 619). — Malade de 18 ans admis à l'hospice Saint-Georges le 13 janvier 1893.

Depuis 4 ans, souffrait accidentellement d'un écoulement de l'oreille droite. Un mois avant son entrée, un peu de douleur survint dans l'oreille et l'écoulement augmenta jusqu'à il y a deux jours, et cessa brusquement.

Aussitôt après, douleur violente dans l'oreille et le côté droit de la tête. Très rapidement, cette douleur s'étendit à la mastoïde.

A son entrée, T. 120° F. Pouls 64. Légère intolérance à la lumière, mais pupilles normales. Il y avait un peu de pus dans le conduit auditif droit, provenant d'une grande perforation du tympan. Il n'y avait pas de sensibilité de la partie centrale de la mastoïde, même avec une pression énergique, mais en appuyant très légèrement en arrière de la mastoïde, le malade faisait un mouvement de recul, signe pathognomonique d'oblitération du sinus latéral. J'appliquai deux sangsues qui doivent faire disparaître la douleur dans les mastoïdites aiguës, et qui ne produisent aucun effet dans la thrombose du sinus. Mais le pouls devint faible et l'assoupissement plus marqué.

Le lendemain, j'incisai et j'ouvris la mastoïde qui se trouvait remplie de matière caséeuse. Je découvris le sinus sur un pouce d'étendue. Une ponction exploratrice ne ramena qu'une ou deux gouttes de sang. Je réséquai alors la jugulaire interne entre deux ligatures au niveau de l'omo-hyoïdien. La portion dénudée du sinus fut ouverte et un caillot enlevé. Hémorrhagie abondante vite arrêtée avec le doigt, et le sinus fut bourré à la gaze.

Douze heures après l'opération, la température de 104° tomba à la normale; l'assoupissement avait disparu et il n'y avait plus de douleur.

La convalescence se fit bien et le malade est maintenant complètement guéri.

Obs. XXV. — *Thrombo-phlébite du sinus latéral et pyohémie à la suite d'une suppuration de l'oreille moyenne. — Trépanation de la mastoïde. — Guérison. —* Par Makins (in *the Lancet*, juin 1891, t. I, p. 123). — E.-R. F..., 11 ans, fut admis à l'hôpital Saint-Thomas (salle Alexandra), le 7 avril 1891. La malade avait eu la rougeole à 6 ans. Depuis 12 mois, elle avait été soignée pour une maladie de l'oreille moyenne avec perforation du tympan et otorrhée abondante. Il y a trois semaines, on remarqua du gonflement derrière les deux oreilles, qui alla en augmentant, surtout du côté droit. Trois jours avant son admission, elle eut de fréquents vomissements, et des frissons à plusieurs reprises, avec du délire pendant la nuit.

A son entrée, elle était très faible et pâle, se plaignait de violentes douleurs de tête, avait les yeux fermés et criait à chaque mouvement. T. 100°4 F. Collection fluctuante étendue derrière les deux oreilles, plus marquée à droite ; de ce côté la pression faisait sortir du pus par le conduit auditif. Pas d'écoulement par l'oreille gauche. Ganglions du cou gros et enflammés.

Incision derrière l'oreille droite, évacuant une grande quantité de pus fétide. Trépanation de la mastoïde et mise à nu de la dure-mère ; la portion découverte de cette membrane était garnie de granulations et il était impossible de distinguer le sinus. Mais, à cause des frissons, il parut bon de lier la veine jugulaire et dans ce but on fit une incision au cou. Un gros ganglion fut d'abord enlevé, et la cavité d'un abcès fut ouverte. La dissection au niveau de vaisseaux découvrit la carotide et le pneumogastrique, mais on ne put trouver aucune trace de la veine, qu'on pensa avoir été détruite par la suppuration du thrombus. La plaie fut drainée. La collection de l'oreille gauche fut incisée et une grande quantité de caillots sanguins s'écoula. La mastoïde de ce côté fut ouverte, mais comme il n'y avait pas d'écoulement par le conduit auditif, on en resta là. Abattement profond après l'opération.

8 avril. — L'enfant se trouva beaucoup mieux ; encore quelques douleurs de tête. Température normale. Double névrite optique surtout marquée à droite. A partir de ce moment, convalescence rapide et ininterrompue. Le 13, il n'y avait plus de douleur de tête et les plaies étaient cicatrisées à la fin du mois. La névrite optique disparut et le 20 avril la vision était bonne.

Obs. XXVI. — *Thrombo-phlébite du sinus latéral d'origine otitique. —* Par Makins (in *the Lancet*, juin 1891, t. II, p. 1289). —

L. M..., femme de 27 ans, entre à l'hôpital le 18 mars 1891. A l'âge de 2 ans, scarlatine. D'aussi longtemps que la malade peut se souvenir, elle avait un écoulement de l'oreille gauche. Une semaine avant son entrée, elle souffrit de douleurs vives du côté gauche de la tête et du cou et qui se localisèrent bientôt à l'oreille gauche.

Deux jours avant son admission, vomissements fréquents et le jour de son entrée à l'hôpital, frisson avec 102° F. A l'examen, on trouve la mastoïde gauche douloureuse mais sans œdème ni rougeur.

Le 19, frisson avec 102°,8 F.

Le 20, deux frissons pendant la nuit, T. 105 F.

Trépanation de la mastoïde gauche, à 1/2 pouce en arrière et au niveau du centre du conduit auditif externe. L'os était très dense et on ne trouva aucune cavité. A la partie inférieure du trou du trépan, une petite portion du sinus latéral fut découverte. Ouverture de l'oreille moyenne qui contenait du pus caséeux. Drainage et pansement. La même nuit la température monta à 103 F.

26. Depuis l'opération la température s'était élevée au moins à 103 F. Aujourd'hui, frisson et 105 F. Réouverture de la plaie derrière l'oreille gauche. Agrandissement de la communication entre l'oreille moyenne et l'ouverture du trépan ; on essaya d'ouvrir la mastoïde, l'apophyse sembla n'être qu'une masse solide de tissu compact. Une petite portion de la paroi osseuse du sinus fut enlevée ; ce dernier était bleu, sain et battait ; il n'y avait aucun signe d'inflammation autour de lui. On protégea autant que possible le sinus contre l'infection et la plaie fut refermée après drainage.

27. Frisson. T. 103 F. Douleurs vives dans l'oreille gauche.

28. Nouveau frisson. T. 103°6 F. Douleurs de tête, mais état général bon. Les trois derniers jours il y avait eu une expectoration muqueuse abondante, mais sans signes pulmonaires. Aucun signe de névrite optique à l'examen ophthalmoscopique.

La plaie fut de nouveau réouverte. Nouvelle application de trépan ; le toit du tympan fut exploré, sans qu'on pût trouver trace d'inflammation à ce niveau.

Le sinus sygmoïde fut alors examiné ; il était verdâtre et ne battait plus. On pensa qu'il était plus sage de lier la jugulaire avant de l'inciser. La veine était petite et fut réséquée entre deux ligatures. Le sinus fut ouvert, il contenait un caillot mais saignait abondamment du côté de l'extrémité libre. Un tamponnement à la gaze arrête l'hémorrhagie. Lavage au sublimé à 1/1000 et pansement. Au milieu de la nuit le pansement est changé sans hémorrhagie.

29. Mieux. Abondant écoulement jaune par cette plaie. T. 103°6.

1er avril. Amélioration générale mais la température est restée à 101. Pansement deux fois dans la journée.

6. Température normale et convalescence régulière.

26. Issue par la plaie d'un séquestre et le 1er mai guérison.

Ons. XXVII (1). — C. S..., 10 ans, admis à Guy's Hospital. Attaques fréquentes de douleurs dans l'oreille droite depuis 8 ans 1/2. La dernière attaque a commencé dix jours avant l'opération, le 18 août 1888. Les symptômes douloureux s'étendirent à la mastoïde du même côté ; rougeur et sensibilité de la peau sur l'apophyse mastoïde, frissons fréquents, avec affaiblissement de l'intelligence et névrite optique. A l'opération, on trouva un abcès subdural entourant le sinus latéral, dont la paroi était ramollie. La veine jugulaire fut liée et le sinus latéral nettoyé aussi complètement que possible jusqu'au caillot sain qui arrivait près du pressoir d'Hérophile. Le malade guérit.

Ons. XXVIII. — D. D..., âgé de 3 ans, admis à Guy's Hospital dans mon service, et opéré le 31 mai 1889. Il s'agissait d'une otite aiguë durant depuis 4 semaines, avec paralysie faciale dès le début de l'attaque. Il y eut 10 frissons avant l'opération. Pas de névrite optique. A l'opération on trouva un abcès subdural couvrant le sinus latéral. Une piqûre du sinus donna du sang librement. La ligature de la veine jugulaire fut suivie d'un tel collapsus qu'il fut décidé de surseoir à l'ouverture du sinus jusqu'à ce que l'enfant fût guéri du choc. Un frisson survint le 2 juin. Le 3, la plaie fut rouverte ; le sinus était complètement bouché par un thrombus. A partir de ce jour, l'enfant guérit rapidement.

Ons. XXIX. — M. M.. , âgé de 7 ans, admis à Guy's Hospital, le 19 novembre 1890 avec un écoulement de l'oreille droite datant de 4 mois. Le 15 novembre, l'enfant se plaignit de céphalalgie, de douleurs autour de l'oreille et eut des vomissements. Son état empira rapidement et il eut des frissons. A son entrée température 102,4 F., pas de névrite optique ; eut un frisson. Le 20 novembre nouveau frisson. On trouva un petit abcès subdural sur le sinus. Thrombose non évidente, une petite piqûre d'aiguille étant suivie d'hémorrhagie. La veine jugulaire fut liée.

Le 23 novembre, frisson. Le sinus latéral fut lié, bien que la thrombose ne fût pas évidente. Le 24 novembre, frissons qui revinrent presque tous les jours jusqu'à la mort. 29 novembre, gonflement des paupières du côté malade. Mort le 6 décembre.

A l'autopsie le sinus caverneux du même côté et le sinus circulaire étaient oblitérés par un thrombus qui s'étendait du sinus latéral au sinus pétreux supérieur. Lésions ordinaires des poumons.

Ons. XXX. — Mrs. B..., 40 ans. — Elle souffrait depuis 4 ans d'un écoulement de l'oreille gauche, associé quelquefois à des crises

(1) Les Obs. XXVII, XXVIII, XXIX, XXX, XXXI, XXXII, XXXIII et XXXIV sont de Arbuthnot Lane, in *Brit. med. Journ.* 1893, t. II, p. 561.

de douleur autour de l'oreille, et de céphalalgie s'irradiant à la mastoïde. Vers le milieu d'avril 1872, survint la dernière attaque.

Elle eut 3 frissons les 29 mai, 31 mai et 2 juin. L'opération fut pratiquée le 2 juin et on trouva un gros abcès subdural. Il y avait thrombose partielle du sinus latéral. La veine jugulaire interne fut liée et le sinus fut ouvert et débarrassé du caillot; l'hémorrhagie fut arrêtée par un tamponnement à la gaze iodoformée. La malade guérit parfaitement.

Ons. XXXI. — M. N .., âgé de 22 ans, fut admise à Guy's Hospital le 24 juin 1892 et fut opérée aussitôt. Elle souffrait depuis plusieurs années d'un écoulement d'oreille avec des attaques fréquentes de douleur, de céphalalgie dans et autour de l'oreille. Elle avait eu un frisson le 4 juin et un autre le 11, avec en même temps des élévations de température. Pas de gonflement ni de rougeur autour de la mastoïde bien que la percussion en soit douloureuse. Névrite optique double avec photophobie. La malade se plaignait de souffrir surtout derrière la tête qui était contracturée.

On trouva un grand abcès subdural recouvrant le sinus. La dure-mère et la paroi du sinus étaient ramollies et sanieuses, bien qu'une ponction à la place du sinus ait amené une goutte de sang. Le sinus était probablement complètement oblitéré ou presque par un thrombus.

En présence de cet état de la dure-mère, et d'un épanchement abondant dans l'arachnoïde, on se contenta de lier la jugulaire, attendant pour faire plus un nouveau frisson ou une ascension thermique. Les signes de méningite s'accrurent et la malade fut très déprimée pendant plusieurs jours. Finalement, elle guérit. Depuis l'opération il n'y avait eu aucun signe évident de septicémie due au caillot du sinus.

Ons. XXXII. — C. B. .., 19 ans. Souffrait d'otorrhée de l'oreille droite depuis treize ans. Il fut opéré le 11 juillet 1892. Depuis plusieurs semaines douleurs dans l'oreille, et céphalalgie unilatérale. Tuméfaction des paupières du même côté. La température oscillait entre 102 F. et la normale. Le 8 juillet la température monta à 102 F. et il eut une sensation de froid, bien qu'il n'ait jamais eu de frisson. Le 9, T. 103°,6 et le 10, T. 104 avec frisson mal défini. A l'opération on trouva autour du sinus un petit abcès de 1/8 de pouce à peine qui communiquait avec l'antre auquel le reliait un mince tractus. La lumière du sinus était complètement oblitérée par un thrombus. Ligature de la jugulaire au-dessous du thrombus. Le caillot enlevé, il se produisit une hémorrhagie arrêtée par un tamponnement. Guérison rapide.

Ons. XXXIII. — W. S..., 13 ans eut, le 24 décembre 1892, l'influenza compliquée de pneumonie, dont il guérit. Le 10 janvier 1893 survint de la douleur d'oreille, et de l'élévation de la température. Du pus sortait du conduit auditif, et autour de la mastoïde, il se produisit des douleurs violentes. La température oscillait entre 104 F. et la normale. Le 23 janvier on l'opéra, et un gros abcès fut ouvert, qui recouvrait une grande partie du sinus ainsi que la dure-mère adjacente. La paroi du sinus était très enflammée. Ligature de la jugulaire interne ; le sinus fut incisé et débarrassé d'une grande quantité de caillots qui l'obturaient. Hémorrhagie arrêtée par tamponnement. Guérison rapide et complète.

Ons. XXXIV. — G. D..., 18 ans, opéré le 7 février 1893. Otorrhée depuis plusieurs années avec crises douloureuses ; la dernière survint le 11 juin avec douleur autour de l'oreille malade. Température irrégulière.

Le 18 juin, premier frisson caractéristique qui se renouvela ensuite les 4 jours qui suivirent. Puis il cessa, pour reparaître et se maintenir jusqu'à l'opération. Il n'y avait pas de douleur à la pression de la mastoïde.

On trouva un gros abcès subdural dans la fosse postérieure. Ligature de la jugulaire interne. Le sinus fut débarrassé du thrombus qui l'oblitérait sur une très courte distance. L'hémorrhagie fut arrêtée par un tamponnement à la gaze iodoformée. Guérison complète.

Ons. XXXV (résumée). — *Trombose otitique du sinus latéral. — D'abord ouverture de la mastoïde. — Puis ouverture du sinus. — Mort. — Par* HEATON (in *Practitioner*, 1893, t. II, p. 219). — L. G..., 6 ans, entre à l'hôpital le 20 mars, souffrant d'une otite moyenne double compliquée d'un gonflement inflammatoire de la région mastoïdienne droite.

Il y a 2 ans, scarlatine avec otite moyenne et, depuis, otorrhée double mais plus marquée à droite.

Depuis plusieurs mois, plusieurs accès de fièvre, suivis de maux de tête, de vomissements et de constipation ; pendant ces attaques, il devenait jaune, ce qui avait fait penser à des crises hépatiques.

7 jours avant son admission il eut une de ces attaques, avec céphalalgie violente du côté droit, et il y a 4 jours apparut du gonflement derrière l'oreille droite.

État actuel. — Enfant pâle et délicat, douleurs vives à l'oreille droite, avec un gros abcès en arrière.

Écoulement abondant de pus fétide par le conduit auditif externe. T. 100.8 F.

La nuit frisson et température 103.4.

Le 30, chloroformisation, ouverture de l'abcès et issue de pus fétide. La mastoïde fut ouverte et lavée.

Second frisson aussitôt après l'opération et un troisième pendant la nuit. Entre les frissons, l'enfant était très bien. Ecoulement par l'oreille toujours très fétide malgré de fréquents lavages.

Le lendemain abattement et le soir nouveau frisson.

Le 2 avril, examen soigneux du malade. Conservation de l'intelligence. Pas de convulsions, pas de température ni de douleur de tête. Un peu de sensibilité dans la mastoïde.

Le 3, les frissons se répétèrent fréquemment. T. 104 F. et état alarmant. Névrite optique plus marquée à droite. Nouvelle intervention : la plaie est agrandie et on établit une communication entre la mastoïde et l'oreille moyenne. La partie de la dure-mère recouvrant le sinus latéral était fongueuse.

Une ponction exploratrice n'amena pas de sang.

Résection de la jugulaire entre deux ligatures. Curettage du sinus jusqu'à production de l'hémorrhagie qui fut arrêtée avec de la gaze iodoformée.

Après l'opération, l'enfant dormit bien jusqu'au soir, où il se produisit un frisson avec 106° F.

4 avril. Sommeil après le frisson. Pansement.

5 avril. Bonne nuit et journée tranquille. T. toujours élevée.

6 avril. Les frissons n'ont pas reparu. Un peu de matité aux bases et bronchite.

Les 7, 8 et 9 avril, l'enfant s'affaiblit graduellement, l'hépatisation pulmonaire s'accrut. T. 106° F. et mort le 9 avec conservation de l'intelligence jusqu'à la fin.

Autopsie. — Veine jugulaire interne contient des caillots décomposés.

Poumon : Liquide purulent dans les deux plèvres. Abcès multiples des poumons.

Rate grosse et très ramollie.

Reins pâles et tuméfiés. Capsule facilement détachable.

Cerveau. Epanchement sanguin sous la dure-mère, à droite. Ni hémorrhagie, ni méningite à la base. Petit foyer de nécrose au niveau de l'incision du sinus. Le sinus latéral droit contient dans sa portion sigmoïde et jusque dans la jugulaire, des caillots décomposés. Le sinus caverneux droit également.

Complète destruction de l'oreille droite.

Obs. XXXVI. — *Thrombose otitique du sinus latéral. — Ligature de la jugulaire. — Ouverture du sinus. — Guérison. — Par* GRUNERT (*Arch. f. Orenh.*, t. XXXVI, n° 1 et 2, 1893-94, in *Annales des maladies de l'oreille*, 1894, p. 1030). — Petite fille de 10 ans. — A la suite de l'ablation de végétations adénoïdes, otite aiguë à gauche, 20 mars 1893. Cinq jours après, signes de mastoïdite, vertiges, fièvre.

Le 29 mars, ouverture de la mastoïde. Les cellules étaient pleines de pus et aucun signe ne permettait de penser à l'inflammation du sinus, si ce n'est une légère douleur à la pression, constatée la veille sur le trajet de la jugulaire.

Les jours suivants, la température oscille de 36° à 40°,5. Puis apparaissent des foyers douloureux à la cuisse gauche, au poignet, à l'épaule droite.

Le 4 avril, grand frisson qui dure une 1/2 heure.

Le 5 avril, mise à nu du sinus latéral sur une étendue de 2 centimètres ; la couleur jaune de ces parois indique qu'il est rempli de pus. On lie la jugulaire au-dessous de la partie thrombosée. On ouvre la veine et on pratique une contre-ouverture au niveau du sinus latéral. Injection dans la veine d'une solution de chlorure de sodium à 0,75 %, qui ressort par le sinus latéral. Mais on prend soin de ne pas pousser l'injection trop fort, pour ne pas désagréger les caillots qui forment barrière à l'infection. Tamponnement du sinus et de la plaie cervicale à la gaze iodoformée ; quelques points de suture au cou.

A partir de ce jour, il n'y eut plus de frisson, ni de foyers métastatiques nouveaux. Toutefois la fièvre persista encore pendant 4 semaines. — Guérison.

OBS. XXXVII. — *Mastoïdite double avec thrombose du sinus latéral. — Trépanation de l'antre et ouverture du sinus sans ligature de la jugulaire. — Guérison. —* Par SECKER WALKER (*Bristol. méd. journ.*, 1895, p. 806 ; *in Ann. des mal. de l'oreille*, 1895, p. 467. — Femme de 24 ans apportée à l'hôpital dans un état semi-comateux avec frissons, vomissements, fièvre. On constate de la névrite optique bilatérale, du strabisme convergent et une hémiparésie douteuse de la face. De vastes collections fluctuantes, se trouvent sous le cuir chevelu des régions pariétales, derrière les apophyses mastoïdes en apparence saines. Conduits auditifs remplis de pus et le gauche presque oblitéré par une saillie de la paroi postérieure. On pose le diagnostic d'otite moyenne bilatérale, avec mastoïdite et thrombose d'un des sinus latéraux, le gauche probablement.

Opération. Incision de l'abcès gauche, dont le fond est constitué par l'os ; ouverture de l'antre mastoïdien. L'apophyse est dure et saine d'aspect. L'antre est plein de pus et de caséum ; l'oreille est détachée, réclinée en avant, la paroi postérieure du conduit osseux est enlevée avec ce qui reste du tympan et les osselets.

Le sinus mis à nu, baignait dans le pus. Il est incisé, débarrassé du pus et des caillots jusqu'à ce que du sang pur jaillisse. Le sinus est enfin bouché avec la cire antiseptique de Horsley. Même conduite pour la partie descendante du sinus.

Amélioration dès le lendemain, mais parésie du bras gauche.

Le 4ᵉ jour un vaste abcès fut trouvé et incisé au-dessous de la protubérance occipitale externe. Guérison rapide, disparition de la névrite optique et du strabisme. Amélioration de l'ouïe à droite. Il reste de la surdité complète à gauche et de la parésie du bras gauche.

Obs. XXXVIII. — *Otite chronique avec abcès mastoïdien aigu. — Ligature de la jugulaire et ouverture du sinus tardives. — Mort.* — Par Broca (*in* Broca et Maubrac, p. 302). — Carp... Louis, 9 ans, est entré le 16 mars dans un service de médecine. Il aurait été, paraît-il, présenté quelques jours auparavant à l'hôpital Trousseau, et il a été envoyé à l'hôpital d'Aubervillier, comme atteint d'érysipèle de la face.

Là, on s'est aperçu qu'il était atteint d'un abcès rétro-auriculaire que l'on a ouvert par un simple coup de pointe, à 4 centimètres en arrière et à 2 centimètres au-dessus du méat auditif. Après cela, on a envoyé de nouveau l'enfant à Trousseau, où il est resté jusqu'au 19 mars dans un service de médecine.

Le 19 mars, l'enfant a enfin été placé dans le service de chirurgie.

Appelé d'urgence à 8 h. du soir, j'ai constaté que par l'ouverture insignifiante que j'ai mentionnée, s'écoulait en abondance du pus fétide et que le stylet arrivait sur l'os largement dénudé, et j'ai séance tenante pratiqué la trépanation de l'apophyse et de la caisse. Dénudation considérable de la fosse temporale. Le sinus a été mis à nu dans la partie inférieure de la plaie.

A la suite de cette intervention, les symptômes ont persisté. Suppuration abondante et fétide ; accidents septicémiques. Le 24, on voit battre au fond de la plaie le golfe jugulaire jaunâtre. Le 26, légère douleur cervicale. Le 27, gonflement et douleur de la région sterno-mastoïdienne supérieure.

Le 27 mars, incision sur le bord antérieur du sterno-mastoïdien. Après ablation aux ciseaux courbes des ganglions engorgés et adhérents, j'arrive sur la veine jugulaire, réduite à l'état de cordon gros comme une plume d'oie, gris, dur, adhérent aux parties voisines, à parois épaisses, ressemblant à une artère. Deux ligatures sont posées, l'une au-dessus du golfe, l'autre au-dessus de la clavicule, et cette dernière ne porte pas encore sur la veine saine. Veine vide de sang. Cela fait, mise à jour du sinus qui est incisé sans écoulement de sang, curetté et tamponné.

Mort au bout de 30 heures.

Opposition à l'autopsie.

Obs. XXXIX. — *Otite chronique. — Mastoïdite aiguë avec thrombose. — Ligature de la jugulaire et ouverture des sinus tardives. — Mort.* — Par Broca (*in* Broca et Maubrac, p. 301). — Rouss..., Augusline, 8 ans, entrée le 15 mai 1895 à l'hôpital Trousseau, salle Bouvier.

Cette enfant à eu une bronchite à 6 mois, la rougeole à 8 mois et à 3 ans, la scarlatine à 4 ans, une pleurésie à 5 ans 1/2. Depuis l'âge de 4 ans 1/2, otorrhée qu'on soigne par les injections d'eau boriquée.

Il y a quinze jours, perte d'appétit, céphalalgie.

Le 10 mai en rentrant de l'école, saignement de nez, puis accidents fébriles et le 15 on l'envoie à l'hôpital comme atteinte de fièvre typhoïde, et en effet, elle est reçue dans un service de médecine.

A l'entrée, délire nocturne, fièvre, douleur de ventre, pas de diarrhée. Température 39°. Le lendemain on s'aperçoit qu'il existe un abcès rétro-auriculaire. Peu d'otorrhée, somnolence.

L'enfant passe donc dans le service de chirurgie le 16 mai, et d'urgence la trépanation de l'apophyse et de la caisse est pratiquée par M. Braquehaye interne du service. Pus peu abondant, grumeleux, très fétide.

Malgré cette opération, la température reste élevée, la prostration persiste, et le lendemain, on constate, sans gonflement appréciable, que la pression est douloureuse le long de la veine jugulaire indurée. La jugulaire est alors mise a nu sur toute sa longueur, par une incision parallèle au bord antérieur du sterno-mastoïdien, et à un travers de doigt au-dessus de la clavicule, elle est sectionnée entre deux ligatures. Elle est vide, dure, d'un gris cendré, parsemée de plaques jaunâtres et contient un caillot. Le sinus est alors largement exposé dans la brèche mastoïdienne, il est jaune; vide de sang, et c'est seulement quand le caillot a été extrait, que du sang noir s'écoule. Tamponnement à la gaze iodoformée. Résection de la veine au-dessus de la ligature. Suture de la plaie cervicale. Mort le lendemain. Opposition à l'autopsie.

OBS. XL. — *Thrombose otitique du sinus latéral. — Ligature et résection de la jugulaire. — Ouverture de la mastoïde et du sinus. — Guérison.* — Par BROCA (*Bull. soc. chir.*, 1896, p. 658). — Sadi Ch..., 8 ans et demi, entré le 4 septembre 1896, à l'hôpital Trousseau, salle Denonvilliers.

Il y a cinq ans, il a eu en même temps que son frère qui en est mort une broncho-pneumonie avec otite moyenne à droite; et depuis ce moment l'oreille coule.

Le 20 août dernier ont débuté du côté de cette oreille des accidents aigus, des douleurs auriculaires intenses, avec fièvre notable.

Le 13 septembre, la fièvre s'est aggravée, l'enfant a eu des vomissements, de la constipation, plusieurs épistaxis, un tremblement surtout accentué dans les membres supérieurs.

Le lendemain, l'état est plus grave encore, l'enfant est présenté à la consultation de Trousseau.

Actuellement, il existe à droite une otorrhée très légère. A l'inspection on voit que les veines rétro-auriculaires sont marquées par des traits bleus, mais il n'y a ni œdème, ni décollement du pavillon. La région sterno-mastoïdienne supérieure, en avant du sterno-mastoïdien, juste au-dessus de l'apophyse, est manifestement tuméfiée et très douloureuse à la pression. L'empâtement profond gagne vers la nuque ; à la surface on sent quelques bosselures qui font songer à un engorgement ganglionnaire. Il n'y a dans cette région, ni fluctuation, ni rougeur à la peau ; aucune douleur à la pression même énergique de l'apophyse. L'état général est grave avec fièvre vive, céphalalgie, inappétence et langue saburrale, état semi-comateux, air hébété, dilatation pupillaire.

En raison des bosselures ganglionnaires, de la tuméfaction cervicale et de l'indolence complète de l'apophyse, je diagnostique une phlébite et non une mastoïdite de Bezold, à laquelle pensait un de mes internes. Séance tenante, je fis une incision de 6 cent. au-dessous de l'apophyse sur le bord ant. du sterno-mastoïdien. Après avoir découvert ce muscle, j'extirpai aux ciseaux courbes les ganglions engorgés, rouges, qui cachaient la jugulaire, et j'arrivai sur cette veine au-dessous du tronc thyro-linguo-facial ; elle était souple, mince et se gonflait pendant l'expiration ; au-dessus, elle était dure, blanche, à parois épaisses, ressemblant à celles d'une artère. Au-dessous de ce segment malade, je la sectionnai entre deux ligatures, puis je passai à l'apophyse ; je trouvai l'antre spacieux et plein de pus ; un vaste abcès extra-dural entourait le sinus, qui fut ainsi mis à nu. J'ouvris la caisse, puis sur le protecteur de Stacke, je mis à jour l'abcès extra-dural en faisant sauter la paroi osseuse. Le sinus apparut alors largement, et je le fendis de bout en bout, il n'était pas thrombosé et un jet de sang énorme s'élança, je l'arrêtai avec l'index gauche, puis avec un tampon de gaze iodoformée. Après avoir achevé le pansement de de l'apophyse et de la caisse, je revins à la plaie cervicale, j'incisai largement la jugulaire au dessus de la ligature, un flot de pus très épais s'écoula, un drain fut mis dans la jugulaire, puis la plaie cervicale fut suturée.

L'opération avait duré une demi-heure.

Les suites ont été des plus simples.

La température monta encore, le premier soir, à 38°5, le deuxième soir à 38°, puis elle tomba définitivement à 37°. On assista en 3 à 4 jours à une véritable résurrection de l'enfant qui, actuellement, cinq semaines après l'opération, est en excellent état local et général.

Obs. XLI. — *Thrombose du sinus longitudinal, probablement infectieuse, causée par une nécrose du crâne.* — Par Macewen (*Pyo-*

genic diseases of the brain and spinal cord., 1893, p. 244, obs. XLV).
— G. G..., fillette de 10 ans, admise à l'infirmerie royale. Elle
était atteinte de thrombose du sinus longitudinal, par inflammation
venue d'une nécrose du crâne, probablement d'origine syphilitique,
mais qui survint après une fièvre intestinale.

La partie postérieure des deux pariétaux fut entièrement enlevée,
avec la partie toute supérieure de l'occipital. Le sinus longitudinal
fut mis à nu sur une étendue de trois pouces, à partir d'un pouce
du pressoir d'Hérophile. Le pouce antérieur était sain et dépressible,
tandis que la partie postérieure était dure et solide. Des granulations recouvraient cette partie du sinus et la dure-mère adjacente.
Les veines du cuir chevelu de la région pariétale et frontale étaient
très dilatées, et il y avait du strabisme externe de l'œil droit. Elle
était très abattue. Elle finit par guérir.

Obs. XLII. — *Thrombose du sinus longitudinal, à la suite d'un
traumatisme septique.* — Par MACEWEN (Obs. XLVI, in *Pyogenic
diseases of the brain and spinal cord*). — Homme de 45 ans, admis à
l'infirmerie royale avec une plaie du cuir chevelu sur le côté droit
de la tête, étendue du vertex jusqu'au voisinage de l'oreille, avec
enfoncement de l'os sous-jacent. Il s'ensuivit une escharre étendue
du cuir chevelu avec nécrose de la plus grande partie du pariétal
droit, avec abcès extra-dural et thrombose du sinus longitudinal.
On eut recours à de nombreuses applications de trépan. Les symptômes de thrombose du sinus longitudinal étaient masqués par la
formation d'un abcès extra-dural intracrânien, et la vaste destruction du cuir chevelu.

La plus grande partie du pariétal nécrosé fut enlevée et le sinus
longitudinal fut trouvé rempli en partie par des caillots sanguins,
en partie par des granulations. Il y avait un œdème marqué du
cuir chevelu sur le côté gauche de la partie antérieure de la tête,
où les veines étaient très dilatées. Une partie de ce gonflement était
dû, sans aucun doute, à l'inflammation, bien que l'oblitération du
sinus en fût le principal facteur. Le malade guérit et put reprendre
ses occupations habituelles.

Obs. XLIII. — *Thrombose du sinus longitudinal d'origine traumatique.* — PAR MACEWEN (Obs. XLVII, in *Pyogenic diseases of
the brain and spinal cord*). — L. S..., homme de 54 ans, avait
une fracture compliquée du crâne avec enfoncement, située à la
partie supérieure des deux pariétaux, en arrière de la ligne auri-
culo-bregmatique, mais la dépression existait, surtout du côté
droit. Les fragments enlevés, la dure-mère apparut perforée et le
cerveau infiltré de sang, dont une partie, épanchée dans l'espace
subdural, fut enlevée. A un pouce du sinus longitudinal, une grande
veine qui s'y jetait, était écrasée. Les os furent remis en place.

Pendant les 12 premières heures, le malade accusa une céphalalgie violente, et présenta du strabisme divergent avec dilatation de la pupille de l'œil situé du même côté que la lésion. Les veines de la région antérieure et pariétale étaient très distendues. Il eut ensuite des convulsions localisées à la moitié gauche du corps, commençant par la jambe, puis gagnant le bras et enfin la face ; elles s'étendirent ensuite au côté droit et pendant deux heures le malade ne fut pas conscient. Ensuite survinrent de la paralysie de la jambe et du bras gauches et de la parésie de la face, qui commencèrent à s'atténuer à partir du 4ᵉ jour et qui disparurent peu à peu avec l'œdème et la distension des veines du cuir chevelu.

Obs. XLIV. — *Thrombose du sinus caverneux à la suite d'un traumatisme septique de l'orbite droit. — Par* Macewen (*obs. L. in pyogénic diseases of the brain and spinal cord).* — G. G..., 8 ans, fut admis à l'infirmerie royale avec une thrombose du sinus caverneux, due à une plaie pénétrante du globe oculaire droit par un coup de canne, quatorze jours avant son entrée. Il y avait une double exophthalmie prononcée, avec immobilisation et chemosis, et œdème des paupières. Ces phénomènes étaient plus accentués du côté de la blessure ; ils avaient débuté de ce côté et y étaient restés localisés les 10 premiers jours. T. 105 à 106 F. Le malade n'avait pas sa connaissance et il fut reçu *in extremis*. Il ne vécut que 14 heures.

A l'autopsie, phlébite purulente et abcès rétro-orbitaire du côté blessé. L'œil était suppuré et le pus avait fusé dans le cerveau le long de la gaîne du nerf optique. Les veines de l'orbite gauche étaient très dilatées et enflammées. Il n'y avait pas de pus dans cette cavité. Les sinus caverneux et circulaires étaient thrombosés en entier, et à droite le sinus était purulent. Méningite de la base, au voisinage du sinus.

Obs. XLV. *Thrombose du sinus caverneux, à la suite d'ozène et de carie syphilitique.* — Par Macewen (Obs. LI. *in Pyogenic diseases of the brain and spinal cord).* — Un homme de 44 ans, fut vu par moi non officiellement dans les salles de mon collègue le docteur Scott-Orr, médecin de l'infirmerie royale. Il souffrait depuis plusieurs années d'ozène, due à une carie syphilitique de l'ethmoïde et du sphénoïde, et présentait au moment de ma visite des symptômes intra-crâniens, évidemment en rapport avec une thrombose du sinus caverneux. L'exophthalmie, avec énorme dilatation pupillaire, et l'immobilité complète des deux yeux ; l'œdème des deux paupières et de la racine du nez accompagnés de céphalalgie intense, étaient des signes caractéristiques. Le malade mourut quelques jours après, et ce que j'appris de l'examen post-mortem, concorda avec mes présomptions.

Descazals.　　　　　　　　　　　　　　　　7

Obs. XLVI. — *Trombose du sinus caverneux à la suite d'une pustule de la muqueuse de l'aile gauche du nez.* — MACEWEN (Obs. XLIX, *in pyogénic diseases of the brain and spinal cord*). — M. D..., 28 ans. La malade fut vue par l'auteur en consultation privée avec le docteur Adams le 30 septembre 1891, six jours après le commencement de sa maladie.

Le 24 septembre, en examinant des vêtements dans un magasin, elle sentit un frisson. La nuit elle éprouva une démangeaison au nez. L'irritation de la narine augmenta et il se forma une pustule au côté interne de l'aile gauche. Elle se portait bien, toutefois; elle sort et fait des visites le 26 courant.

Le même soir son état empira.

Le 27, le docteur Adams la vit et incisa la pustule nasale.

Le 28, le nez était très tuméfié, et il se forma un empâtement rouge et œdémateux autour de l'œil gauche. Le médecin fit une incision au voisinage de l'orifice du sac lacrymal, et donna issue à une petite quantité de pus qui s'y était accumulé.

Le 29, la nuit dernière, elle commença à délirer. L'œil gauche commença à se tuméfier et le docteur Reid, oculiste fut consulté; ce dernier dit que ce n'était pas une affection du globe oculaire et recommanda de faire voir la malade à un chirurgien.

La malade se trouvait dans les conditions suivantes quand l'auteur la vit le 30 septembre, le sixième jour de la maladie.

Elle était insensible, perdant les urines au lit; la face était très tuméfiée, le front et les deux yeux très décolorés et très œdémateux. Exophthalmie marquée de l'œil gauche. Tous les muscles de l'œil gauche étaient paralysés, au point que l'œil était fixe, alors que l'autre remuait par moments. La pupille gauche était dilatée, tandis que la droite était resserrée. Chémosis de la conjonctive gauche. Pouls très rapide et extrêmement faible. T. 104° F. Elle avait l'aspect d'un malade mourant de septicémie. La pustule de la narine gauche avait une base indurée; la circonférence était blanchâtre et le centre plus foncé.

Le diagnostic fut : thrombose du sinus caverneux d'origine infectieuse, la pustule de la narine ayant été le foyer initial d'où les germes pathogènes avaient gagné le sinus caverneux par les veines voisines, la veine faciale gauche et l'ophthalmique supérieure.

La malade était évidemment mourante, mais dans l'espoir d'améliorer son état, l'œil gauche fut extrait, et les vaisseaux trombosés ayant été ouverts, les matières contenues dans le sinus pouvaient en sortir. Pendant l'opération, il sortit très peu de sang, à cause de la thrombose du sinus et des veines. Il n'y avait pas d'abcès sur le trajet de l'ophthalmique supérieure. La malade était si faible, qu'on ne put donner de chloroforme. Mais elle était insensible et ne ressentit aucune douleur. L'opération parut avoir amélioré l'état de la malade, mais elle ne reprit pas connaissance. La température monta à 106° F. Elle avait de la diarrhée profuse et le pouls devint imperceptible quelques heures avant sa mort qui survint à minuit, le même jour.

L'autopsie fut refusée. Durée de la maladie 6 jours.

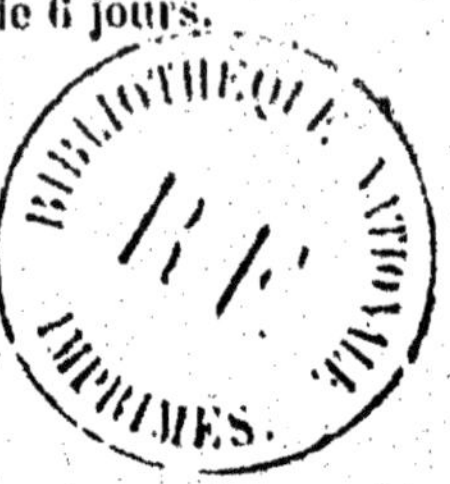

CONCLUSIONS

I. — Grâce aux nombreuses anastomoses qui font communiquer les sinus de la dure-mère avec le système veineux exocrânien, ceux-ci peuvent devenir le siège d'une thrombo-phlébite, à la suite d'une lésion traumatique ou inflammatoire du cuir chevelu, de la face, du cou et des cavités osseuses des parois crâniennes.

II. — Les sinus le plus souvent atteints sont le sinus latéral et le sinus caverneux. Au premier se propagent les infections du cou, de la nuque et surtout de l'oreille moyenne ; au second, celles de la face, de la bouche et du pharynx, du nez, de l'orbite et des sinus maxillaire, ethmoïdal, sphénoïdal et frontal.

Au point de vue chirurgical, on peut négliger les thromboses de cause générale qui peuvent compliquer toutes les infections.

III. — La propagation aux sinus de la lésion voisine se fait : soit par extension de la phlébite d'une veine qui s'y jette, soit par l'intermédiaire d'un abcès sous-dural formé à la suite de la nécrose des parois de la cavité infectée. Ce dernier mode est le plus souvent observé dans les cas de thrombose du sinus latéral d'origine otitique.

IV. — La thrombo-sinusite se manifeste par des signes généraux et des signes locaux.

Les premiers sont communs à la phlébite de tous les sinus et sont des phénomènes de pyohémie.

Les seconds varient suivant le siège de la thrombose : s'il s'agit du sinus latéral, on observera le plus souvent des troubles du côté de la mastoïde et de la jugulaire ; si le sinus caverneux est en cause, les manifestations oculaires et orbitaires seront les plus marquées.

V. — Abandonnée à son évolution naturelle, la thrombo-sinusite se termine presque toujours par la mort. On a cependant observé quelques cas très rares de guérison spontanée.

VI. — Le traitement s'adressera d'abord à la lésion initiale, pansement et désinfection des plaies, ouverture d'abcès, ou d'anthrax, etc. Mais aussitôt que la thrombose sera reconnue, il faudra s'attaquer au sinus lui-même, et cela aussi rapidement que possible :

1° S'il s'agit de thrombo-phlébite du sinus latéral d'origine otitique, cas le plus fréquent, il faudra procéder de la façon suivante :

Trépaner la caisse et la mastoïde ; si le sinus est sain, drainer simplement ; s'il est thrombosé, réséquer la jugulaire entre deux ligatures, puis revenir au sinus qu'on ouvrira et désinfectera largement.

2° En cas de phlébite du sinus longitudinal, on s'inspirera des mêmes principes : Pratiquer sa ligature au-dessus du pressoir d'Hérophile, l'ouvrir et le drainer de la même façon.

3° Le sinus caverneux est difficilement accessible ; l'extraction du globe oculaire et l'ouverture des veines thrombosées sont souvent inefficaces. Robineau a décrit un procédé opératoire pour arriver directement jusqu'au sinus ; mais cette tentative n'a pas encore été réalisée sur le vivant.

BIBLIOGRAPHIE

1. **Abbe**. — *Soc. chir. New-York*, 23 avril 1890.
2. **Abercrombie**. — *Tr. des mal. de l'encéphale*, 1818.
3. **Achard et Renault**. — Phlébite des sinus par streptoc. pyog. *Gaz. hebd.*, 1881, N° 45.
4. **Adams**. — *Arch. of Otol.* 1893, p. 182.
5. **Ballance**. — *Brit. med. Journ.*, 1890, t. I. p. 783.
      —   — *Lancet*, 1890, t. I, p. 1057 et 1114.
      —   — *Brit. med. Journ.*, 1893, t. II, p. 1274.
6. **Barr**. — *Brit. med. Journ.*, 1887, t. I, p. 723.
7. **Beck**. — *Deutsch. Klin.*, 1863, p. 470.
8. **Bennet**. — *Lancet*, 1893, t. II, p. 619.
9. **Bircher**. — *Centr. f. Chir.*, 1893, p. 483.
10. **Boke**. — *Soc. de laryng. hongroise*, Séance du 15 nov. 1894.
11. **Botey** (Ricardo). — *Ann. des Mal. de l'oreil.*, 1897, p. 439.
12. **Briegen**. — *Zeitsch. f. Ohrenh.* Bd. XXIX, N° 1 et 2, p. 97.
13. **Broca**. — Compl. intracr. des otites. *Bull. et Mém. Soc. Chir.*, 1896, p. 651.
14. **Broca et Lubet-Barbon**. — *Les suppurations de l'apophyse mastoïde et de leur traitement*, 1895, p. 214, 118, 185.
15. **Broca et Maubrac**. — *Tr. de Chir. cérébrale*, 1896, p. 236.
16. **Burckner**. — *Archiv. f. Ohrenh.*, 1883, p. 246.
17. **Byrom-Bramwell**. — *Edinb. med. Journ.*, 1894, XXXIX, p. 1084.
18. **Collier**. — *Brit. med. Journ.*, 1894.
19. **Chabbert**. — *De l'anthrax des lèvres.* Th. Paris, 1877.
20. **Chauvel**. — *Bull. et Mém. Soc. Chir.*, 1892, p. 474.
21. **Chipault**. — *Chir. opérat. du syst. nerv.*, t. I, p. 251, 529.
22. **Chipault et Lambotte**. — *Bull. Acad. Méd.* Séance du 9 fév. 1897.
23. **Chiucini**. — *Arch. Ital. di otol.*, 1896.
24. **Claude**. — Phlébite à pneumocoques des sinus de la dure-mère. *Soc. anat.*, 1895, p. 189.
25. **Claveland**. — *Archiv. of otol.*, 1895, t. XXIV, 2.
26. **Clutton**. — *Brit. med. Journ.*, 1892, t. I, p. 307.
27. **Collinet**. — *Suppuration du cou consée. aux affect. de l'oreil. moy. de la mastoïd. et du rocher.* Th. Paris, 1897.
28. **Courtaix**. — Th. Paris, 1891.
29. **Dahlgren**. — *Archiv. f. klin. Chir.*, LII, 3.
30. **Deausley**. — *Brit. med. Journ.*, 1895, t. I, p. 805.
31. **Deguy**. — Phlébite grippale double des sinus caverneux. *Bull. Soc. Anat.*, 1896, p. 745.

32. **Delsaux.** — Soc. belge d'otologie, 7 juin 1896. *Ann. d'otologie*, 1896, p. 313.

33. **Ducellier.** — Th. Paris, 1894.

34. **Duckworth.** — *Lancet*, 1889, t. I, p. 1. *Lond. Chir. Soc.*, 14 fév. 1890.

35. **Duplay.** — Ozène et otite syphilitique. — Thrombose des sinus crân. *Arch. gén. de Méd.*, 1874, t. II, p. 348.

36. **Duret.** — *Bull. Soc. anat. chir. de Lille*, 1886, p. 48.

37. **Eulenstein.** — *Mon. f. Ohrenh.*, 1893, p. 144. *Zeitsch. f. Ohrenh.*, Bd. XXIX, N° IV, p. 347.

38. **Fauvel.** — *De la phlébite aiguë des sinus de la dure-mère.* Th. Paris, 1887.

39. **Festal.** — *Des veines de l'orbite et de leurs anastomoses.* Th. Paris, 1887.

40. **Forselles.** — *Die durch eitrige Mittelohrentzündung verursachte Lateralsinusthrombose*, 1893.

41. **Furet.** — Symptômes cérébraux de nature hystérique. *Archiv. intern. de laryng*, 1896, p. 652.

42. **Gaillard.** — *Phlébite des veines ophth.* Th. Paris, 1887.

43. **Gellé.** — *Archiv. intern. laryng.*, 1897, p. 171.

44. **Girode.** — *Bull. Soc. anat.*, juill. 1892.

45. **Gradenigo.** — *Arch. Ital. di otol.*, 1895, t. III, 4. — *Annales des mal. du larynx*, 1898, N° 2, p. 129.

46. **Green.** — *Boston med. and surg. Journ.*, 1895, t. CXXXIII, p. 505.

47. **Grenet.** — *Des oblitérations de la jug. et des sinus de la dure-mère.* Th. Paris. 1873.

48. **Griesinger.** — *Arch. f. Ohrenh.*, 1878, p. 98.

49. **Grünert.** — *Münch. med. Woch*, 7 et 14 déc. 1897. — *Arch. f. Ohrenh*, vol. 36, fasc. 1 et 2. — *Arch. f. Ohrenh*, nov. 1897, p. 81.

50. **Guillemain.** — *Arch. d'opht.*, 1891.

51. **Guillemain et Terson.** — *Gaz. Hôp.*, 1892.

52. **Gurwitsch** — Ueber die anastom. Zwischender gesichts u. orbitalvenen. *Arch. f. opht.*, 1883, p. 31.

53. **Hansberg.** — *Monatsch. f. Ohrenh*, 1892, p. 28.

54. **Hartmann.** — *Congress in Berlin.* 1890.

55. **Heaton.** — *The Practitionner*, 1895, t. I, p. 522.

56. **Hecke.** — *Arch. f. Ohrenh*, 1892, p. 144.

57. **Helmann.** — *Ann. des mal. de l'oreil.* N° 11, 1897, p. 423.

58. **Herczel.** — *Soc. Méd. de Budapesth.*, 1893, *Bull. Méd.* 1893, p. 509. — *Wien. med. Woch.*, 17 nov. 1894.

59. **Hessler.** — Ueber die otitische Pyæmie. *Arch. f. Ohrenh.*, vol. XXXVIII, fasc. 1 et 2, déc. 1894.

60. **Hoffmann.** — *Deut. Zeit. f. Chir.*, 1888, p. 484.

61. **Horsley.** — *Clin. Soc. of London trans.*, 1886, p. 294. — *Brain Surgery*, Londres 1887.

62. **Jaccoud.** — *Dict. Art. Encéphale, path.* (oblit. des sinus). p. 98.

63. **Jacobson.** — *Arch. f. Ohrenh.*, 1884, p. 304.

64. **Jeanselme.** — *Manuel de Méd.*, t. II, p. 445.

65. **Jansen.** — *Samml. klin. Woch.*, 1895. N° 130.

66.   —   — *Arch, f. Ohrenh.*, 1891-1892, p. 298 ; 1893, fasc. 1, 2, 3, 4; 1893-94, fasc. 1-2.

67.   —   — *Klin. Woch.*, 1896. N° 26, p. 587.

68.   —   — Affaissement inspiratoire du sinus transverse. *Arch. f. Ohrenh.* t. XXXVII, p. 21.

69. **Jones** (Hugh). *Brit. med. Journ.*, 1893, t. II, p. 563.

70. **Kaplan.** — Th. Paris, 1891.

71. **Keen.** — *Times and Reg.*, Philad. and New-York, 1890, p. 559.

72. **Kessel.** — Dissert. inaug. Giessen, 1886.

73. **Knapp.** — *Arch. of otol.*, 1893, p. 160.

74. **Kœrner.** — *Arch. f. Ohrenh.*, 1890, p. 236.

75. —   — *Arch. of. otol.*, vol. XXII, N° 2.

76. —   — *Zeitsch. f. Ohrenh.*, 1897, p. 231.

77. **Kretschmann.** — *Arch. f. Ohrenh.*, 1886, p. 222.

78. —   — *Monatsch. f. Ohrenh.*, juillet-août 1894.

79. **Kuhn.** — Embolie gazeuse mortelle. — *Zeitsch. f. Ohrenh.*, 1897, p. 1.

80. **Lambotte.** — *Travaux de neurologie chir.*, 1897, p. 83.

81. **Lancereaux.** — *De la thrombose et de l'embolie cérébrales dans leurs rapports avec le ramollissement du cerveau.* Th. Paris, 1862.

82. **Lanelal.** — *De la thrombose des sinus de la dure-mère.* Th. Paris, 1888.

83. —   — Congrès de Berlin 1890, *Mercredi méd.*, 1890, p. 160.

84. —   — *Journ. des soc. méd. de Lille*, 1891, p. 30 ; 1892, p. 169.

85. —   — *Congrès fr. de chir.*, 1896, p. 309.

86. **Lane** (Arbuthnoth). *Brit. med. Journ.*, 1890, t. I, p. 1480.

87. —   —   — 1893, t. II, p. 561.

88. —   — *Chir. Soc. of Lond. trans.*, 1890, p. 219.

89. **Langenbuch.** — Réunion libre des chir. de Berlin. *Mercr. méd.* 1895, p. 23.

90. **Lapersonne** (de). — Phlébite suppurée des v. opht. et des sinus cavern. *Arch. opht.*, Paris, 1885, sep.-oct.

91. **Lebert.** — Ueber Entzündung der Hirnsinus *Virchow, s Arch. f. Path. anat.*, 1856, Bd XI.

92. **Le Dentu.** — Obs. de phléb. des sinus crâniens par furoncle de la face. *Gaz. Hebd.*, 1865, p. 327.

93. **Lermoyez.** — Un signe de strombose du sinus longit. sup. *Ann. des mal. de l'oreil.* 1897, p. 497.

94. **Leutert.** — *Archiv. intern. de laryng*, 1897, p. 599.

95. **Luc.** — *Archiv. intern. de laryng*, 1897, p. 110.

96. — — *Médecine moderne*, 10 juill. 1897.

97. **Luc et Jacquin.** — *Archiv. intern. de laryng.*, 1897, p. 637.

98. **Macewen.** — *Pyoemic infective diseases of the brain and spinal cord*, Glascow, 1893.

99. **Makins.** — *Lancet*, 1891, t. I, p. 1259.

100. **Mallins.** — *Lancet*, 31 mai 1890.

101. **Marfan.** — *Tr. des maladies de l'enfance*, t. IV, p. 397.

102. **Martin.** — *Bull. Soc. Anat.*, 1897, p. 880.

103. **Mayo Robson et Herbert Kelghley.** — *Lancet.* 6 fév. 1897.

104. **Mignon.** — Complications septiques des otites moyennes et leur traitement, Paris, 1898.

105. **Milligan.** — *Lancet*, 1895, t. I, p. 981.

106. **Mitvalsky.** — *Arch. d'ophth.*, 1895.

107. **Moure.** — *Congr. fr. de Chir.*, 1892, p. 541.

108. **Moos.** — *Deut. med. Woch.*, 1891, N° 11 et 12 ; 1898.

109. **Nash.** — *Lancet*, 1895, t. II, p. 259.

110. **Netter.** — *Ann. des mal. du larynx*, 1888, p. 492.

111. **Nuel.** — *Dict. encycl. des soc. méd.* Art. opthalmique path., p. 51.
112. **Orlow.** — Ueber Trepanation des Schlafenbeins bei thrombose des sinus transversus. *Deut. med. Woch,* N° 101889.
113. **Paget.** — *Lancet,* 1890, p. 805.
114.   —   — *Brit. med. Journ.,* 1890, p. 781.
115. **Panas.** — *Sem. méd.,* 1885, p. 255.
116. **Parker.** — *Brit. med. Journ.,* 1892, t. I, p. 1077.
117. **Parkin.** — *Lancet,* 11 mars 1893.
118. **Pavy.** — *Brit. med. Journ.,* 1885, t. II, p. 1019.
119. **Pearson et Broadbent.** — *Trans. Chir. Soc. of London,* 9 mars 1883, p. 122.
120. **Pitt.** — *Brit. med.,* 1890, t. I, p. 613, 771, 827.
121. **Poirier.** — *Anat. descriptive,* t. II, p. 955.
122.   —   — *Topographie cranio-cérébrale,* p. 18.
123. **Pooley.** — *Med. Record,* 15 août 1896.
124. **Poulsen.** — *Nord. Med. ark.* Stockholm, 1891, t. XXIII et *Revue des Soc. Méd.,* 1892, 39, 303.
125. **Pritchard.** — *Lancet,* 1893, t. I, p. 471.
126.   —   — *Arch. of otol.,* 1894, p. 24.
127. **Rafin.** — Comp. intra-crân, des sinusites frontales. *Arch. gén. Méd.,* 1897, p. 109, 698.
128. **Reinhardt et Ludwig.** — *Arch. f. Ohrenh.,* 1889, p. 215.
129. **Rimini.** — *Bollett. delle malattie del l'orecchio,* 1896, N° 9.
130. **Rivière.** — Comp. crânio-cérébr. des otites. *Arch. intern. de laryng.* 1896, p. 677.
131. **Rivière et Ettévant.** — Quelques cas de Phlébites du sinus latéral. *Arch. intern. de laryng,* 1897, p. 29.
132. **Robin.** — *Des aff. cérébr. consée. aux lésions non traum. du rocher et de l'ap. mastoïde.* Th. agrégation, Paris, 1883.
133. **Robineau.** — *Tr. chirurgical des phlébites.* Th. Paris. 1898.
134. **Rohden et Kretschmann.** — *Arch. f. Ohrenh,* 1887, p. 111.
135. **Rollet.** — *Lyon Méd.,* 1896.
136. **Russell** (James). — *Gaz. méd.,* Paris 1878, p. 629.
137. **Salzer.** — Zur operativen Behandlung der sinusthrombose. *Wien. klin. Woch,* 1890, N° 31.
138. **Schelld.** — *Archiv. of otol.,* 1893, Bd. XXI, N° 3.
139. **Schmiegelof.** — *Archiv. f. Ohrenh,* 1888, p. 92.
140. **Schwartze.** — *Handb. der Ohrenh,* 1893, t. II, p. 825.
141. **Schwababach.** — *Deut. med. Woch,* 1894, N° 11.
142. **Scott et Lane.** — *Lancet,* 1893, t. I, p. 138.
143. **Sentex.** — *Des écoulements purulents du conduit auditif et de la phlébite consée. des sinus méningés.* Th. Paris, 1865.
144. **Sichel.** — *Arch. gén. de Méd.,* 1870, p. 458.
145. **Spira.** — *Rev. chir.,* 1896, p. 567.
146. **Stacke.** — *Arch. f. Ohrenh,* 1884, p. 282.
147. **Stacke et Kretschmann.** — *Arch. f. Ohrenh,* 1885, p. 252.
148. **Terson.** — *Tr. chir. clin. et opér.,* t. V, page 302,
149. **Thibault.** — *Recherches sur quelques points de médecine et de chirurgie.* Th. Paris, 1847.
150. **Tonnelé.** — *Journ. hebd. de méd.,* 1829.

151. **Valude.** — Diag. ophth. des comp. cérébr. dans les sinusites.
    Archiv. intern. de laryng, 1897, p. 188.
152. **Veillon et Zuber.** — *Soc. biol.*, 6 mars 1897.
153. **Villard.** — *Arch. d'ophth.*, 1895.
154. **Villard et Uffelere.** — *Congr. fr. de chir.*, 1897.
155. **Von Barnz.** — *Wien. med. Woch.*, 1887, p. 1260.
156. **Voss.** — *Archiv. f. Ohrenh*, 1895, p. 89.
157. **Walker.** — *Brit. med. Journ.*, 1895, p. 89.
158. **Weissgerber.** — *Deut. med. Woch.*, 1897, N° 23, p. 357.
159. **Wolff.** — *Monatsch. f. Ohrenh.*, 1897, N° 2, p. 49.
160. **Wreden.** — *Zeit. f. Ohrenh.*, 1873-74, t. III, p. 97.
161. **Zaufal.** — *Prag. med. Woch.*, 1880, p. 516 ; 1881, p. 474 ; 6 juill. 1887 ;
    22 fév. 1888 ; 6 fév. 1889 ; 4 sept. 1889 ; 22 janv. 1890.
162. **Zirn.** — *Wien. med. Woch.*, 1892, et *Arch. gén. de Méd.*, 1897, t. II,
    p. 707.

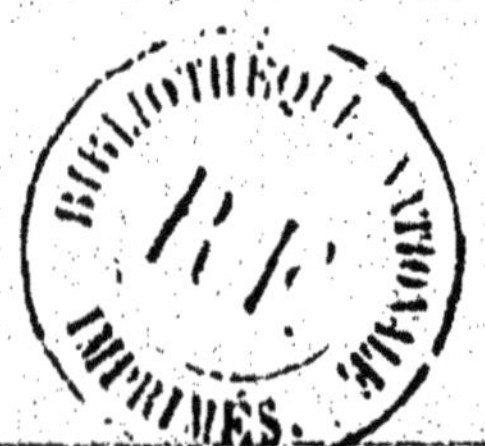

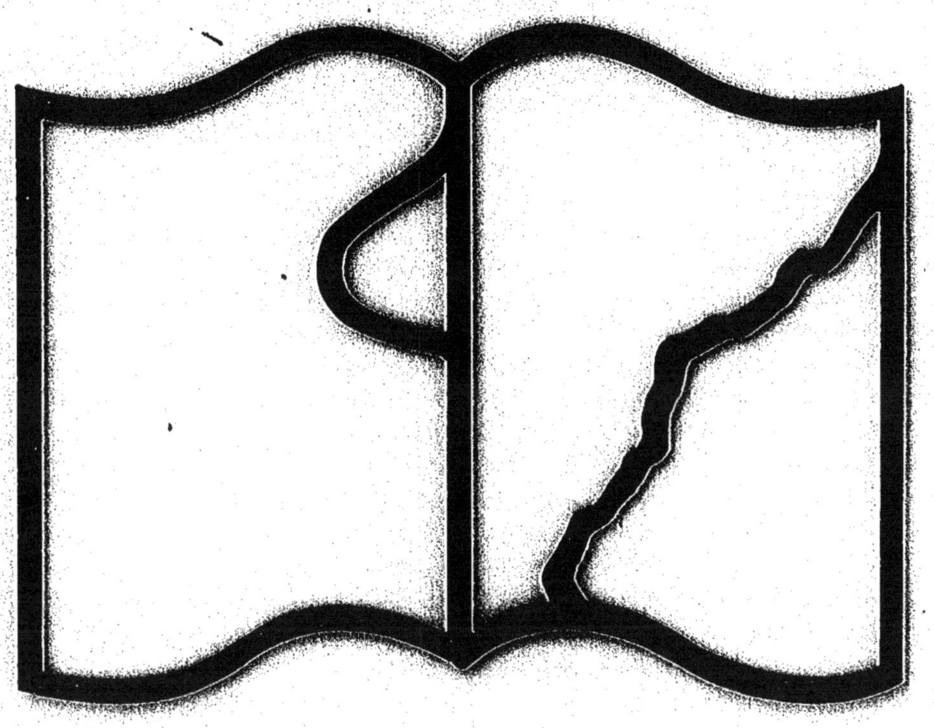

9 782016 130704